LE DENTISTE

DES DAMES.

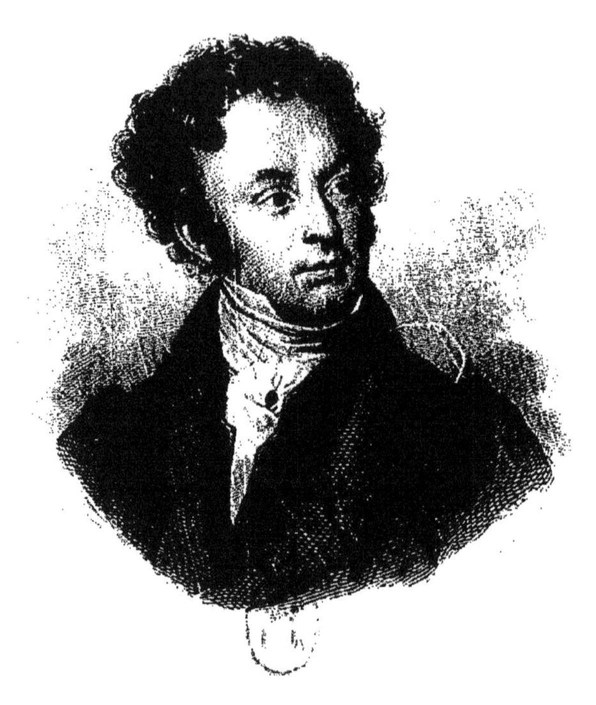

LE
DENTISTE
DES DAMES,

PAR LE CHEVALIER **LE MAIRE** (DE MAYENNE),

CHIRURGIEN-DENTISTE CONSULTANT DU ROI.

Vois cette bouche de corail
Qui semble d'ivoire entourée,
Ce double rang d'un vif émail
Dont elle est si bien décorée.
(J.-L.)

NOUVELLE ÉDITION.

—

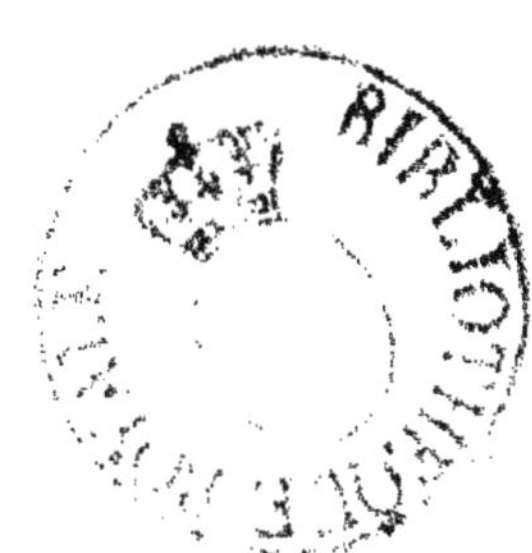

A PARIS,

RUE RICHELIEU, N° 15.

—

1833.

AVANT-PROPOS.

MESDAMES,

J'ai voulu vous dédier cet ouvrage parce que, dès long-temps animé du désir d'être utile à la plus intéressante portion de l'espèce humaine, je ne pouvais mieux atteindre mon but qu'en vous entretenant d'une des choses les plus essentielles à votre ornement, et surtout à votre santé, sans laquelle toutes les grâces se flétrissent et toutes les prérogatives de la beauté se changent en infirmités repoussantes, en dégoûts de tous les instans, en mélancolie permanente : IL S'AGIT DU SOIN DE VOTRE BOUCHE, DE L'ENTRETIEN ET DE LA CONSERVATION DE VOS DENTS.

Ce n'est point pour vous que j'écris, femmes qui affectez de l'insouciance, afin de vous dispenser d'applaudir à ce qui peut relever les charmes de vos semblables, et poussez le ridicule jusqu'à blâmer le soin même que l'on prend de conserver la beauté en cachant, par les moyens de l'art, quelques défectuosités physiques; parce que, incapables d'en apprécier les ressources, vous semblez dédaigner un des plus brillans attributs de votre sexe. J'ambitionnerais donc en vain votre approbation comme une récompense de mes veilles.

Ce n'est point pour vous que j'écris, prudes chagrines et moroses qui me feriez, pour ainsi dire, un crime d'avoir employé quelques expressions indispensables que vous appellerez inconvenantes, et peut-être trop fortes, lorsque, entraîné par l'attrayante idée d'opérer quelque bien, je peins avec vigueur et vérité les dangers qui résultent d'une négligence funeste dans les soins journaliers que je recommande.

Mais c'est à vous que je m'adresse, femmes aimables, sensées, spirituelles et jolies; vous, le plus parfait ouvrage de la nature, qui préférez la beauté, ce don précieux du ciel, à tout autre avantage, et savez l'entretenir avec autant de soin que les vestales entretenaient le feu sacré.

C'est à vous que j'indique, avec certitude d'en être écouté, les ressources de mon art, femmes aimantes et sensibles aux délices d'une tendre union, parce que votre cœur s'épanouissant à tous les sentimens durables, vous faites tout pour plaire à l'objet de vos fidèles amours, et ne songez à conserver vos charmes que pour prolonger ses plus pures jouissances et les vôtres.

Vous toutes à qui j'ose recommander la lecture de cet opuscule, qui n'a de prix à mes yeux que par l'espoir de vous en voir profiter, pénétrez-vous bien de cette vérité :

La beauté en général n'est que la fleur de la santé.

Les femmes ont cependant une toute autre destination, dit M. Boudier de Villemert, avec beaucoup de raison; elles sont créées pour une fin plus noble que celle d'offrir un vain spectacle; leurs charmes ne sont que l'annonce d'autres qualités plus touchantes : les réduire à la beauté c'est les mettre presque de niveau avec leurs tableaux. « Mais il faut aux femmes plus que de la beauté pour faire trouver dans leur commerce tous les avantages qu'on est en droit d'en attendre. Il n'en est déjà que trop parmi elles qui, contentes de ce partage, semblent avoir renoncé à tout autre qu'à celui de charmer les sens *. »

Il faut avant tout que leurs dents, quoique belles, pour remplir leur destination, soient saines. La plus belle bouche, dégarnie de ses dents, perd bientôt toutes ses formes gracieuses. Les joues que ces osselets soutiennent, s'affaissent et se creusent; les lèvres perdent leur fermeté et leur relief; le menton s'allonge et se ride; tous les traits s'altèrent. La voix aussi se ressent de l'absence des dents, et la prononciation, que facilite si bien ce rempart naturel, en modérant le jeu de la langue et en tempérant ses

* *L'Ami des Femmes*, page 28.

mouvemens, devient gênée et déplaisante; la salive, qui n'a plus de digues pour la contenir, s'échappe et produit des désagrémens qu'on supporte à peine chez les vieillards.

Quoi de plus ravissant qu'une belle bouche, lorsque, s'entr'ouvrant avec une grâce inexprimable, elle sert d'organe à la volupté, qui semble s'en échapper pour s'emparer de tous les sens !

> Là se module un son plein de douceur,
> Là sont formés des accens enchanteurs,
> Mots emmiellés, paroles engageantes,
> Appâts des sens et délices des cœurs :
> C'est encore là, qu'ennemi des langueurs,
> S'épanouit le fin et doux sourire :
> Tout s'embellit au charme qu'il inspire.
>
> WATELET, *traduction d'Arioste.*

Je citerai encore ce qu'on trouve à ce sujet dans la charmante *Encyclopédie de la beauté :* « Les autres charmes

sont purement matériels; une jolie bouche a quelque chose de divin; elle est
l'interprète des âmes, la confidente des
cœurs; elle seule peut faire l'aveu d'un
tendre amour, en recevoir les hommages, en donner les preuves les plus délicieuses !

« C'est encore sur la bouche que se
forme l'aimable sourire. Le sourire est
un des charmes les plus puissans des
belles. C'est leur langage le plus expres-
sif; langage muet qui dit tant de choses !

« Le dessin exact et précis de la lèvre
supérieure a fourni aux peintres et aux
sculpteurs de l'antiquité le dessin de l'arc
du fils de Vénus, dessin qui a passé
jusqu'à nous. La bouche d'une jolie
femme n'est-elle pas en effet l'arme la
plus puissante de ce dieu malin qui,
comme le disait une dame de beaucoup

d'esprit, sait soumettre le sexe le plus fort à l'empire du plus faible ? Oui, la bouche est véritablement l'arc de l'amour; et de tous les traits que décoche cet être divin, le sourire n'est-il pas le plus pénétrant ? »

Puisse, mesdames, ce petit ouvrage, servir à vous convaincre de tous les avantages de la beauté, des devoirs qu'elle impose et des soins auxquels elle assujettit, précisément parce qu'elle est l'indice de toutes les perfections. Eh ! comment sans ces perfections la beauté pourrait-elle exister, puisqu'elles sont un de ses premiers, comme un de ses plus utiles attributs ?

INTRODUCTION.

Beautés que la nature enfanta pour sa gloire,
Sans ce bel ornement de corail et d'ivoire,
Où folâtrent les jeux, le plaisir et l'amour,
Charmeriez-vous les yeux et les cœurs tour à tour ?
Ces perles, qu'arrangea dans une bouche aimable
Le petit dieu malin qui commande en vainqueur,
Trouveront dans mon art un secours favorable,
Si jamais quelque tache en ternit la blancheur.

On a beaucoup écrit sur le chapitre des Dents, soit comme ornement naturel inséparable de la beauté, soit comme premier instrument de notre entretien nourricier.

Mais ce n'est point avec des ouvrages volumineux qu'on peut réveiller l'attention des hommes sur un de leurs plus précieux avantages, tandis que, pour le conserver, ils montrent une indifférence inconcevable. Cependant, cet objet intéresse à la fois la propreté, la santé, le repos qu'on n'obtient que par l'absence de la douleur et les soins les plus assidus.

On ne saurait donc y revenir trop souvent. Mais ceux qui, par état, s'en occupent avec le désir ardent d'être utiles à l'humanité, doivent, en traitant ce sujet, être brefs et concis, pour ne pas courir le risque d'effrayer la paresse de ceux qui ont le plus besoin d'instruction à cet égard, et d'être, presque à leur insu, bien guidés dans ce qu'ils veulent faire. On ne s'est point, je le pense, encore accordé sur ce qui constitue véritablement la beauté. Les diverses manières de voir et de sentir doivent en rendre la définition exacte très difficile à donner. Toutes les parties qui composent le visage varient à l'infini dans leurs formes : ce qui empêche de croire qu'on ait encore pu clairement expliquer, définir et décrire comment leur assemblage produit ce qu'on est convenu d'appeler une belle ou une laide figure; de sorte qu'on serait presque tenté de dire que la beauté n'est proprement regardée, déterminée comme telle, que par une sorte de convention générale tacite, mais vague, selon les divers climats; car un front étroit, de grosses lèvres, un nez épaté, qui sont chez les Africains, dont presque tous ont de la laine à la place de cheveux, des signes de beauté, sont chez nous des signes de laideur. Mais les dents, chez tous les peuples de la terre, sont réputées *belles*, lorsqu'elles sont blanches, bien rangées, complètes et solides. Leur beauté, dans tous les pays, n'est point une affaire de convenance, d'opinion, de caprices ou de coquetterie.

La nature, lorsqu'elle les fait belles, a pris partout le même soin de les enchâsser dans des gencives couleur de rose; et le vermillon des lèvres, chez la plus grande partie des individus, en rehausse, en fait ressortir encore la blancheur.

Non-seulement elles sont un ornement,

1.

mais encore un instrument de la santé. La plupart des hommes semblent pourtant ignorer cette incontestable vérité !

Cependant, en y apportant la plus légère attention, ils se convaincraient que les dents sont absolument nécessaires à l'entretien de l'économie animale, puisqu'elles sont destinées à l'une de nos principales fonctions. On n'attache pas assez d'importance aux trente-deux instrumens solides qui forment ce que j'appelle, quoiqu'on puisse en dire, LE MOULIN DE LA VIE. Combien de dents rompues par des imprudences ! On s'amuse à casser jusqu'à des noyaux de pêches avec les dents *; et l'on

---

* L'ENFANT ET LA NOIX.

FABLE.

Fanfan vit une noix dans le fond d'une armoire.
   De ce fruit il était friand ;
   Il s'en empare au même instant,
   Comme il est aisé de le croire ;
Mais en cassant la noix, ô fatal accident !
   Mon drôle se casse une dent ;
Et la maudite noix se trouve encore véreuse.

   O volupté douce et trompeuse,
Voilà ce que ton charme opère trop souvent.

se prive sans pouvoir y remédier, de celles qui servent le plus à la trituration des alimens, et, par conséquent, aux faciles digestions de l'estomac, qui n'est, on peut le dire, que l'agent secondaire et conservateur de la santé, puisque, privé du travail préparatoire de la mâchoire, et ne recevant que des alimens mal broyés, toutes ses fonctions sont pénibles; ce qui use à la longue ses ressorts, lui ôte ses forces digestives, et ne lui laisse que la débilité à la place de cette vigueur, de cette activité auxquelles ne peuvent ensuite suppléer tous les restaurans, ni tous les toniques. *C'est être ennemi de sa vie que de ne pas bien mâcher.* Ceux qui ont de bonnes dents, et qui ne mâchent pas assez leurs alimens, peuvent profiter de cette leçon. Mais, que dire à ceux qui en ont de mauvaises? C'est de se garantir, à force de soins, de les avoir telles, puisque une bonne mastication est si nécessaire à la santé *.

> Il a tout, il a l'art de plaire ;
> Mais il n'a rien, s'il ne digère. (VOLTAIRE.)

* *Vieil adage des médecins arabes.*

Il faudrait qu'on fût fortement persuadé que le mauvais état des dents, ou leur destruction entraînent, tôt ou tard, l'affaiblissement de l'estomac. Mais on ne s'aperçoit du besoin qu'on a de ce précieux agent, que quand il commence à manquer; et c'est alors seulement qu'on peut faire entendre à ceux qui se plaignent des maux qui en proviennent, que le rapport entre les dents et l'estomac est bien moins étranger qu'ils semblent le croire.

Sans doute, la mauvaise qualité des dents ne saurait motiver les reproches qui ne sont dus qu'à ceux qui les négligent. Telles personnes naissent avec des dents fragiles, comme avec un estomac débile, une constitution cacochyme et rachitique. Get état demande encore plus de soins; et, si on ne peut pas toujours prévenir leur ruine, ces soins servent du moins à la retarder : ce qui est une consolation, une fâcheuse privation de moins pendant quelques unes de nos plus belles années.

J'écris principalement pour toutes les personnes qui, pourvues de belles et très bonnes dents, sont assez peu amies d'elles-mêmes pour en négliger les avantages extérieurs.

N'est-il pas triste d'avouer qu'il faut que les dents que nous avons négligées, nous forcent à sortir de notre apathie, par des douleurs aiguës, pour nous avertir de l'excès de notre négligence, et nous décider à racheter, sans délai, notre repos, par le sacrifice de celles qui le troublent ?

Nous ne nous affligeons de leur perte, que par la difformité trop visible qu'elle occasione, tandis que ce n'est pas la seule chose qui devrait nous les faire regretter. Notre amour-propre s'afflige et s'irrite, quand ce devrait être l'amour de nous-mêmes qui aurait à en gémir et à s'en effrayer encore plus. Ne prenons-nous pas trop facilement la résolution de supporter cette difformité, sans nous occuper des inconvéniens souvent graves qui en sont la suite ? Si l'on hésite à croire que la vigueur de l'estomac, véritable base de toute la machine, dépend beaucoup de la bonne qualité des instrumens de la trituration, au moins devrait-on être plus soigneux de leur conservation, par le seul désir de ne pas perdre l'avantage extérieur auquel celui d'avoir un bon estomac, ce qui est le plus essentiel, est subordonné.

Un homme habile, en écrivant sur cette matière, a dit très ingénieusement : « On a fait autrefois la fable de l'estomac et des membres : si on faisait aujourd'hui celle de l'estomac et des dents, oh ! combien les torts de celles-ci fourniraient de griefs à l'autre ! »

Le même attribue, avec raison, une grande partie des maladies dont on ignore la cause, aux impuretés que la salive d'une bouche malpropre charrie dans le sang, en les y portant avec la mastication, ce qui forme à la longue un mauvais chyle, toujours funeste à la santé.

Sans compter les imprudences qui font abuser des bonnes dents, le peu de soin qu'on en prend, comme si on se croyait dispensé d'être reconnaissant envers la nature qui nous les donne avec plus de profusion que les autres parties, dont le merveilleux assemblage compose notre frêle machine, contribue à nous en priver bien avant le temps où nous sommes forcés de la rendre aux divers élémens dont elle se compose.

L'homme abuse tellement de tous les dons que lui ont fait avec libéralité les destins, qu'il en est souvent prodigue, ou qu'il ne songe guère à les conserver. Cela est si vrai, qu'il me sera permis de dire que, si nous avions trente-deux yeux, il ne serait pas surprenant de voir des insensés en hasarder plusieurs, avec autant de légèreté et d'indifférence que leurs dents. Ne voit-on pas des étourdis qui ne craignent point de s'en priver, par des fanfaronnades et des extravagances encore plus révoltantes que cette insouciance, qui suffit pour faire supposer qu'on n'y attache aucun prix ?

On a grand soin d'un bijou, on craint de

déranger les rouages d'une montre, on fait réparer un beau meuble; et, pour des choses aussi précieuses que les dents, on a une sorte de dédain qui ressemble à celui des plus stupides animaux.

J'ai vu un jeune homme de vingt ans qui avait de très belles dents, se casser toutes celles de devant, en pariant qu'il jetterait par-dessus sa tête une chaise qu'il prit avec ses dents, par une des traverses du dos, pour exécuter ce beau tour de force. Un autre encore plus imprudent, et qui se fit monter par une fenêtre en mordant dans un drap, à l'aide duquel on le hissait, perdit, à une certaine hauteur, les quatre incisives, et se cassa une jambe en tombant. D'autres s'amusent aussi à broyer des verres à boire entre leurs dents, et se mettent la bouche en sang. *O servum pecus !* oui, si je pouvais persuader à cette foule d'indifférens qui se respectent si peu, qu'on dirait que leur vie est une bravade perpétuelle, et qu'ils narguent l'éternel ouvrier dont ils la tiennent, que la perte d'une dent est un mal-

heur réel , puisque c'est une chose irréparable ; je réussirais sans doute à préserver, avec
le secours et le langage de la raison , le plus
grand nombre de cette funeste apathie contre
laquelle, comme dentiste, et encore plus comme
ami de l'humanité , je veux m'élever avec
force : « *Mas vale un diente que un diamente.*
Une dent vaut mieux qu'un diamant * ».

En traçant principalement ces lignes pour
le beau sexe , il m'a paru convenable , en
suivant la marche méthodique qui s'est naturellement présentée à mon esprit, de m'adresser d'abord *aux jeunes personnes* arrivées à
l'âge où elles commencent à sentir le désir
de plaire , et par conséquent de les inviter
à suivre le précepte d'Ovide, qui, dans son
Art d'aimer, leur dit : *« Que votre bouche
soit toujours propre, vos dents blanches et
nettes ; faut-il vous recommander de ne point
laisser ternir leur émail ? etc. »*

* El conservator de la dentura y de los mios en la denticion.
D. Ventura de Bustos , cirugano dentuta de la Corte.

Mais, comme la plupart de celles auxquelles cette leçon d'un des plus aimables poëtes de l'antiquité s'adresse, n'ont pas eu le bonheur d'avoir des mères assez prévoyantes pour les préserver des maux et des difformités auxquels elles sont sujettes, sans qu'on puisse les leur reprocher à elles-mêmes, et qu'elles sont arrivées au moment de figurer dans les sociétés où elles doivent débuter, avec les désavantages dont on ne peut accuser que leurs mères, j'ai cru très important de commencer par faire sentir à celles-ci tous les dangers de cette fatale imprévoyance, ou de cette faiblesse repréhensible ; c'est ce qui fera le sujet de mon *premier chapitre*, et m'a convaincu qu'il était nécessaire de donner des développemens succincts aux précautions à prendre relativement aux nouveau-nés, lorsque la première dentition s'annonce.

Dans le *second*, j'insiste particulièrement sur cette seconde dentition, sujet important duquel, presque exclusivement, je me suis occupé depuis vingt ans.

Dans le *troisième*, je m'appesantis sur les soins scrupuleux qu'on doit avoir de la bouche des enfans de huit à douze ans, dans les pensions, où ils sont trop souvent négligés, au détriment de cet appareil et de leur santé même. Ce que j'y recommande peut s'appliquer, à beaucoup d'égards, à ceux qui restent chez leurs parens.

Dans le *quatrième*, je parle du soin que les *jeunes personnes* doivent avoir de leur bouche, depuis l'âge de quatorze ou quinze ans, jusqu'à ce qu'elles soient mariées.

Dans le *cinquième*, je m'adresse aux *femmes mariées*, et je les engage à réfléchir sérieusement sur les détails raisonnés qui, en apparence étrangers à mon sujet, s'y rattachent cependant de manière à ce qu'elles sauront les apprécier au profit de leur santé et de la félicité dont elles peuvent et doivent jouir.

Dans le *sixième*, en parlant aux *femmes*

âgées, je m'y prononce avec force, en me permettant un épisode qu'on voudra bien me pardonner, sur l'intérêt et le respect qu'elles doivent inspirer, en dépit des infirmités auxquelles le temps, en nous vieillissant, nous condamne tous indistinctement. Je m'attache ensuite à leur prouver qu'il faut surtout, dans la vieillesse, avoir la constance et le courage de lutter contre cette puissance occulte qui dégrade insensiblement ce qu'elle s'était plu à produire de plus parfait, pour qu'elles se garantissent d'une foule d'incommodités et de maux que le dégoût de la vie, ou l'affaiblissement des facultés qui en est la suite, amènent et prolongent.

Dans le *septième*, je combats les préjugés qui s'opposent à l'emploi, si souvent utile, des dents artificielles, et j'en démontre jusqu'à l'évidence l'avantage, lorsqu'elles sont fabriquées, choisies, solidement ajustées par une main habile : de sorte qu'on puisse s'y méprendre en les croyant vraiment naturelles ; car c'est en cela principalement que consiste le grand art, et ce qui fait le désespoir des frondeurs et du charlatan.

Dans le *huitième*, je fais sentir à quels dangers, pas assez connus, et pas assez redoutés, s'exposent les femmes, notamment les plus délicates, qui, trop asservies à l'empire de la mode, dans un climat dont la température est, en un seul jour, aussi variée, aussi inconstante que celle du nôtre, courent le risque de passer du sein des plaisirs, dans les bras de la mort.

Dans le *neuvième*, enfin, je donne des préceptes généraux à suivre.

J'ai ajouté à cette nouvelle édition un *formulaire pharmaceutique* qui manquait aux premières et qu'on a paru désirer. On sera satisfait d'y trouver plusieurs moyens salutaires à employer dans beaucoup de cas, pour lesquels on ne peut appeler, et même se procurer ni médecin, ni dentiste.

Ce formulaire sera fort utile surtout aux personnes qui habitent la campagne ; car elles trouveront toujours à proximité un bon pharmacien qui en peu d'instans préparera les compositions que j'ai choisies.

J'ai en outre annexé à cette édition une invitation pressante aux médecins fixés dans les petites villes pour qu'ils s'appliquent plus qu'ils ne le font en général à soigner les maladies de la bouche et particulièrement la première dentition. La négligence des hommes instruits, est à cet égard d'autant plus déplorable qu'elle livre aux mains de l'ignorance une branche importante de l'art de guérir.

Enfin, ce volume renferme la gravure des deux instrumens en ivoire que l'on trouve chez moi, et dont les gens du monde pourront faire usage d'après les indications que je donne dans le texte.

LE DENTISTE DES DAMES.

CHAPITRE PREMIER.

DES SOINS QUE LES MÈRES DOIVENT AVOIR DE LEURS ENFANS NOUVEAU-NÉS, JUSQU'A L'AGE DE DEUX ANS.

> Comment les méconnaître ? Avec notre existence ,
> De la femme pour nous le dévouement commence.
> LEGOUVÉ, *Mérite des Femmes.*

Le grand but de la nature est la reproduction des êtres qui doivent perpétuer les espèces et les empêcher de s'éteindre. L'invincible et puissant attrait qui rapproche les deux sexes , qui les fait se rechercher avec ardeur, et auquel tout ce qui respire est soumis, tend constamment à propager les races, à multiplier les familles.

On reconnaît dans tout le doigt d'une pré-voyance divine.

Chez les animaux, au - dessus desquels l'homme qui domine sur ce globe, élève sa tête orgueilleuse et raisonnante, le soin de la progéniture semble exclusivement réservé à la mère, surtout parmi les quadrupèdes ou vivi-pares. Les petits, abandonnés à eux-mêmes et délaissés par elle, périraient bientôt, faute de pouvoir recevoir des secours du père, qui ne sait pas plus qu'ils existent qu'il ne s'inquiète de pourvoir à leur nourriture, au soutien de leur enfance, ou de les défendre jusqu'à ce que, devenus assez forts, ils puissent se séparer sans danger de la mère, vivre sans appui, chercher leur nourriture, s'assortir dans la saison favorable à leurs amours, et sentir impérieusement à leur tour le besoin de se reproduire.

Chez les oiseaux, au contraire, les petits ont, pour soutiens mutuels de leurs pre-miers jours, le père et la mère. Il est facile d'expliquer cette distinction remarquable.

Les ovipares femelles, n'ayant point de mamelles, et par conséquent point de lait, obligées de nourrir leurs petits avec ce qui a déjà séjourné dans leur estomac, comme le grain qu'elles regorgent, ou tout autre aliment, peuvent aisément être suppléées par le mâle, excepté quelques espèces cependant, dont les petits, pouvant courir au sortir de l'œuf, et manger en naissant, comme les poulets, les canards, les perdreaux, les cailleteaux, etc., etc., ne peuvent être guidés, protégés, garantis d'attaques que par la mère.

La mission des mères, dans toutes les espèces sur la terre, est donc plus importante, plus précieuse, plus merveilleuse que celle des pères.

Le lait dont elles sont en grande partie pourvues, est donc le plus beau présent que la nature ait donné aux mammifères, qui portent en tous lieux avec elles cette douce et intarissable liqueur , la plus saine et la plus bienfaisante nourriture de leurs petits.

Petit-Radel a dit :

> Le même lait , pourtant, ne convient pas à tous :
> Aussi l'on doit choisir les diverses femelles
> Dont cette liqueur pure a gonflé les mamelles.
> Plusieurs offrent un lait aussi léger que doux :
> Tels la fière jument, le troupeau d'Arcadie,
> La chèvre au pied léger : mais c'est dans nos guérets
> Que la vache féconde en puise un plus épais.
> Nul autre, cependant, avec plus d'énergie,
> Ne réussit à rendre un mourant à la vie,
> Que celui qu'une femme épanche de son sein,
> Nectar vraiment ami des sucs du corps humain.

Qui pourrait expliquer et peindre en traits de feu la tendresse des mères , même chez les animaux ; leur colère, leurs fureurs , leur courage, quand il s'agit de garantir leurs rejetons ? sinon que c'est un moyen de plus, employé par la nature pour atteindre le but de la conservation des êtres !

Les mères , qui tiennent aux plus faibles

espèces, se lamentent, se laissent périr de besoin
en perdant leurs petits. N'étonnent-elles pas,
plus que le mâle, par leur intrépidité plus que le
mâle à les protéger, à les défendre? La perdrix
poursuit le chien qui menace leur vie; la poule
devient furieuse. Les tigresses, les hyènes,
les lionnes, n'ont-elles pas pour eux un ex-
cessif et admirable attachement maternel? Ne
perdraient-elles pas cent fois la vie, plutôt
que de fuir et de la laisser ravir aux faibles
rejetons que leurs flancs ont portés? Malheur
à ceux qui attenteraient à la liberté ou à l'existence des enfans de ces mères affectueuses,
quoique sauvages et féroces !

La *femme*, qui s'élève comme une souveraine au milieu de cette multitude brute de
mères diverses; la femme, cette créature privilégiée, dont les nobles et voluptueuses formes empruntent leur majesté de celles de
l'homme, n'a point d'égale dans le vaste cercle
des êtres vivans, et plane au-dessus d'eux
tous. Fière d'avoir donné l'existence à celui
qui fut fait à l'image de la divinité, elle le

porte avec orgueil dans ses bras, elle lui tend le beau sein qui le désaltère, sans qu'il soit obligé de ramper pour aller le saisir. Les soins qu'elle lui prodigue sont au-dessus de tous les soins; sa tendresse au-dessus de toutes les tendresses. Toutes les affections, toutes les caresses des autres, émanées du seul instinct qui les dirige et les anime, sont uniformes et machinales; celles de la femme, excitées par un sentiment supérieur, sont exquises et variées, selon le degré de malaise ou de calme, de douleur ou de santé, d'affaiblissement ou de vigueur de l'enfant qu'elle ne quitte plus jour et nuit, qu'elle arrose de larmes d'amour, ou qu'elle couvre de baisers vivifians.

« La position extérieure et élevée de cet organe dans la femme était la plus convenable à un nourrisson qui, ne pouvant plus puiser sa subsistance au dedans de la mère, ni la prendre au dehors, était destiné à être porté vers elle : position admirable qui, en tenant l'enfant sous les yeux et dans les bras de la mère, établit entre eux un échange intéres-

sant de tendresse, de soins et de caresses in-
nocentes, qui met l'un à portée de mieux
exprimer ses besoins, et l'autre, de jouir de
ses propres sacrifices, en en contemplant continuellement l'objet * ».

Otez à un enfant le lait de sa mère, vous
vous exposez à le perdre. C'est dans ces vases
féconds et moelleusement arrondis, qu'il aime
à presser de ses petites mains, en les cares-
sant d'un œil jaloux, comme s'il craignait
qu'on les lui ravisse, qu'il puise les trésors
d'une seconde vie.

Une mère est donc bien précieuse pour
celui qui est fortement pénétré de tout ce
qu'il doit à la sienne ! Formé de sa substance
dans le sein qui l'a conçu et porté neuf mois ;
formé une seconde fois, quand il en est sorti,
de la plus pure portion de son sang, ne lui
doit-il pas doublement la vie ? Ne doit-il pas

* *Système physique et moral de la Femme*, par Roussel,
pag. 101 et 102.

la chérir, l'honorer, la respecter jusqu'au dernier soupir ? La première fois, c'est au prix des douleurs qu'elle l'enfanta; la seconde, c'est souvent au prix de sa santé : privée du repos, des plaisirs, les veilles, les soins, les fatigues, les angoisses, n'ont rien été, parce qu'elle a voulu *tout-à-fait être mère* plutôt que de ne pas remplir une tâche sublime, en s'imposant les plus tristes et les plus pénibles privations.

Vertueuses et sensibles mères, vous seules pouvez sentir et savoir qu'il n'est pas dans la nature qu'une nourrice étrangère, quelque honnête et bonne qu'elle soit, puisse jamais vous remplacer dans les fonctions touchantes que vous ne dédaignez pas, afin de soustraire le fruit de vos chastes amours à des mains mercenaires, et de ne pas vous exposer à voir couler dans leurs veines un sang impur, dont le mélange avec le vôtre l'eût peut-être dénaturé de manière à n'être plus digne de vous; car, qui sait si, en changeant le sein maternel pour un autre, les penchans d'un enfant, d'honnêtes qu'ils auraient été, ne deviennent pas dépravés, par cela seul qu'il s'est abreuvé à la coupe des vices, en en puisant le germe dans un lait étranger à sa nature, et dont la maligne influence, malgré l'éducation, peut se faire apercevoir dans tout le cours de sa vie ?

« En puisant la nourriture dans une source étrangère, ce fils, à qui vous pensez avoir transmis le courage et la magnanimité de ses aïeux, ou la tendresse et la compatibilité qui font votre partage, vous donnera peut-être lieu, un jour, de vous apercevoir de votre erreur. Les qualités du cœur, n'en doutez pas, se transmettent avec l'aliment de la vie. Eh ! qui a mieux senti cette vérité que Virgile, lorsqu'il fait dire à l'infortunée Didon, qui avait employé tout ce que la tendresse peut suggérer à un amour non satisfait pour fléchir Énée, et le détourner de son départ :

> Non, ta mère jamais ne fut une déesse,
> Perfide époux, ni ton père un Troyen.
> Le Caucase en fureur t'a vomi de son sein,
> Et ta bouche a sucé le lait d'une tigresse.

« Diodore de Sicile rapporte que la nourrice de Néron était fort adonnée au vin, vice qui fut la première cause des fureurs de cet empereur. Celle de Caligula, dit le même auteur, se frottait les mamelles de sang. On a toujours remarqué que l'humeur et les qualités des nourrices passaient aux enfans avec le lait : de là les fictions qui font nourrir Romulus, Télèphe, Pylias, Egisthe, par des animaux dont elles leur prêtent le caractère.

« Tous les animaux faits pour nourrir leurs petits ne se reposent point d'un soin si cher sur d'autres ; une espèce dans laquelle le père et la mère ne montreraient de l'ardeur que pour engendrer, et se déroberaient à l'obligation d'en nourrir les fruits, seraient une dissonance dans la nature.

« Cela ne choque pas moins l'ordre de la société, où chacun a ses fonctions à exercer, et où chaque sexe est lié par des obligations particulières. Il semble donc qu'une femme n'a droit à tous les avantages, que cette société procure à ses membres, que quand elle a rempli tous ses devoirs, et elle n'a fait que la moitié de sa tâche lorsqu'elle ne nourrit point l'enfant qu'elle a mis au jour. Elle n'est bien digne du rang qu'elle y occupe que lorsque , après en avoir fait l'ornement par ses charmes, elle a contribué à en augmenter la force, en lui donnant des citoyens vigoureux et sains, qui aient reçu d'elle , avec le lait, l'exemple d'un violent attachement aux devoirs sacrés qu'elle impose * ».

Je ne retracerai point les dangers multipliés de l'allaîtement mercenaire , ni les tableaux effrayans qu'en ont fait, dès long-temps , des hommes justement célèbres , parce que ces tableaux doivent être connus.

Cependant, il faut avouer que depuis nombre d'années , grâces aux leçons énergiques et persuasives de l'auteur d'*Émile,* et de bien

* *Système physique et moral de la Femme,* par Roussel, pag. 211 et 212.

d'autres amis de l'humanité, presque toutes les mères bien constituées, dans quelque condition qu'elles se trouvent, se font gloire d'allaiter leurs enfans; ce qui n'a pas peu contribué à augmenter prodigieusement la population actuelle dans tous les états où l'on a pareillement admis, comme d'un commun accord, la vaccine.

Mais il existe malheureusement beaucoup de femmes qui, par un vice de conformation, sont hors d'état de nourrir elles-mêmes leurs enfans, ou par mille autres causes que je me dispense de développer, pour ne pas m'écarter du cercle que je me suis tracé, et dans la crainte d'affliger celles qui sont forcées de confier ce qu'elles ont de plus cher à des mains étrangères. C'est donc à vous, mères que rien n'empêche de nourrir vos enfans, que mes préceptes doivent directement s'adresser; puissent-ils vous être aussi profitables que j'ai de plaisir à vous les donner !

Quæ lactat mater magis quàm quæ genuit.
Celle qui allaite est plus mère que celle qui conçoit. (PHÈDRE.)

Si les femmes d'ailleurs faisaient attention aux avantages qu'elles retirent de l'allaitement, elles mettraient en parallèle la bonne santé, la force, la gaieté des mères nourrices, avec l'état de langueur, d'anxiété, de maladie qui tourmente continuellement celles qui ne nourrissent pas; elles verraient sans peine la différence. Les premières sont exemptes de toute incommodité; la sécrétion du lait se faisant chez elles selon l'ordre de la nature, elles n'ont plus d'ennemis à craindre. Les autres éprouvent des accidens qui, s'ils ne les mettent pas au tombeau dans le printemps de leur âge, leur font traîner une vie languissante, plus douloureuse, plus terrible que la mort même.

On verrait bien moins de migraines, de vapeurs et d'autres accidens, s'il y avait plus de nourrices en ville.

C'est la tâche d'une femme saine et bien constituée, et une telle femme ne peut point se dispenser des fonctions de l'allaitement sans

s'exposer à rougir à ses propres yeux, sans mériter l'humiliation qu'endura la mère de ce
jeune Romain, frère naturel des Gracques,
qui, au retour d'une expédition militaire,
offrit à sa nourrice des présens plus magnifi-
ques qu'à celle qui lui avait donné le jour.
Ma mère, lui dit ce tendre fils, vous m'avez
porté neuf mois dans votre sein, assez à votre
aise; aussitôt que vous m'avez vu vous m'avez
abandonné; ma nourrice m'a reçu avec satisfaction, m'a porté entre ses bras, et m'a
nourri de son propre lait pendant trois ans;
tout cela était purement volontaire. Vous m'a-
vez porté dans votre sein, et nourri de votre
sang par une nécessité naturelle; je me sens
plus redevable à ma nourrice qu'à vous; j'ai
voulu le démontrer par la différence de mes
présens.

Quand un préjugé s'est enraciné dans les
têtes, il est bien difficile de l'extirper de toutes celles dont il s'est emparé, parce que nous
sommes tous des animaux d'habitude, et qu'un
sot orgueil s'oppose, presque toujours, à ce

que nous changions d'allure , lorsque nous en
avons adopté une qui nous semble toujours la
meilleure. Alors, les plus solides raisons du
monde ne sauraient prévaloir devant cette ré-
ponse péremptoire : *C'est l'usage.*

Nos premiers parens se vêtirent, dit-on ,
quelque temps après leur faute, d'une simple
feuille de figuier. C'était alors *l'usage.* En
arguant de ce mot, il faudrait donc mettre à
bas toutes les manufactures d'étoffes et dépouiller tous les figuiers de leurs amples feuilles , pour nous en voiler, d'après *l'antique
usage de nos pères ?*

Mais selon les têtes sensées qui croient à la
perfectibilité de l'espèce humaine, quoi qu'on
en dise, ce qui pouvait être le *nec plus
ultrà ,* le *maximum* du bien dans un temps,
pouvant ne rien valoir aux yeux de l'expérience, dans un autre, *le mieux* doit être
adopté sans empêchemens, préconisé, soutenu
avec une sorte d'audace qui puisse fatiguer,
harceler l'ignorante et présomptueuse opi-

niâtreté, et remporter sur elle un triomphe complet.

Mais plus d'un insipide louangeur du temps passé, *Laudator temporis acti*, comme les appelle Horace, se soulève et s'irrite aussitôt qu'on veut le faire sortir de l'ornière de l'habitude ; comme si tout ce qui contribue à faire, à augmenter le bonheur des humains en société, n'était pas le fruit des études approfondies, des réflexions et de l'expérience des générations successives dont l'une sonde, examine et redresse les erreurs ou les torts de l'autre, pour arriver au *mieux possible* qu'on ne doit point effrontément interdire à l'homme raisonnable d'atteindre, sans s'exposer à passer dans son esprit, pour un dangereux et perfide apôtre de la sottise et de la barbarie.

Il est bien rare que l'homme, en naissant, ne soit pas exposé à une foule d'infirmités. Les maux le bercent avant les plaisirs.

Il était impossible que ce ne fût pas un puissant motif d'en rechercher les causes.

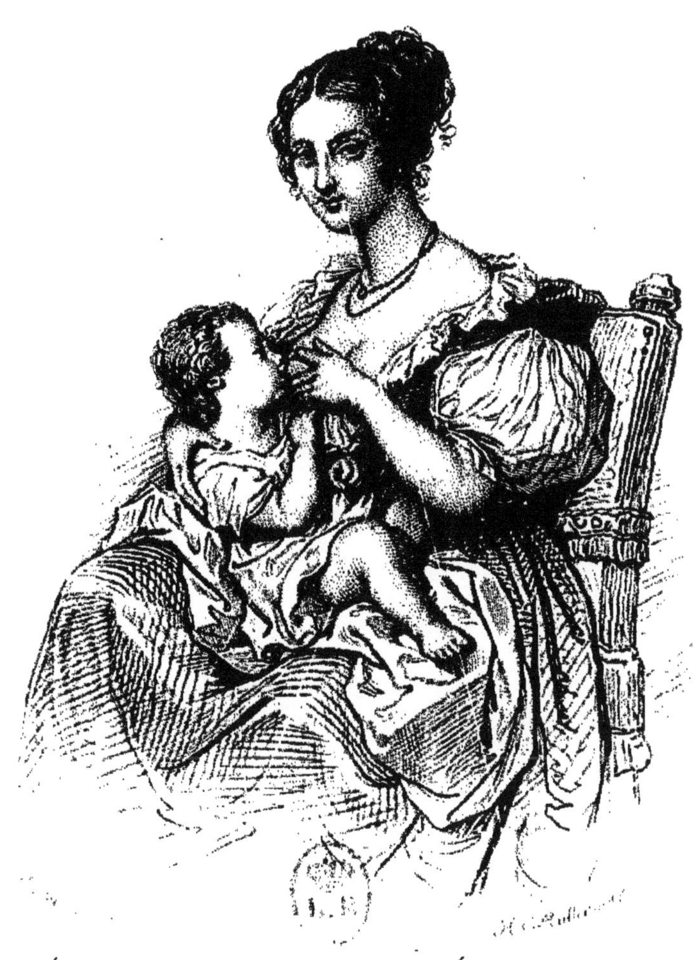

Les mères, les nourrices, premiers et sensibles témoins de nos douleurs, et toujours disposées à les écarter promptement du berceau qui renferme l'objet de leur prédilection, ont inconsidérément attribué de tout temps, à l'éruption des premières dents, les incommodités fréquentes et même les maladies multipliées qui assaillissent les enfans depuis leur naissance jusqu'au huitième mois, époque à laquelle ils commencent à faire la première *à la mâchoire inférieure.*

Vous qu'on appelle les gens du monde et qui êtes imbus de préjugés qu'on ne pardonne qu'aux ignorans, profitez de la leçon que donne M. Richerand, célèbre professeur à l'École de Médecine de Paris, lorsqu'il dit : « les accidens de la dentition sont si funestes aux enfans nouveau-nés, que, suivant le calcul de plusieurs savans, un quart au moins des enfans nés à une époque fixe, périt dans le cours de la première année, *sont la source de beaucoup d'erreurs, etc.* * ».

* *Erreurs populaires relatives à la médecine.*

3

« A quoi servent donc tous ces remèdes extérieurs pour faciliter l'éruption des dents, quand un vice interne s'oppose à leur développement et à leur libre et régulière sortie des alvéoles ? Ce n'est qu'en attaquant le mal dans sa source, qu'on peut en détruire les funestes effets * ».

L'opinion erronée où l'on est, et qui se propage depuis des siècles, que ce sont là les vrais symptômes des maux qu'endurent les enfans, empêche trop souvent que l'on appelle un médecin. Alors tout occupée de l'idée fausse que les premières dents sont la cause unique de l'état douloureux de son enfant, une mère désolée, malgré l'espoir de voir cette cause disparaître, pleure, se tourmente, perd l'appétit, le sommeil et décompose ainsi, par l'amertume de ses inquiétudes et par ses lamentations, ce lait qui, sorti pur de son sein, devait porter le baume d'une seconde vie dans les veines du petit malade qui, ne

* Portal, *Observations sur la nature et le traitement du rachitisme*, instruction, pag. 14.

s'abreuvant plus que d'une liqueur agitée et d'une âcreté malfaisante, tombe dans un état d'épuisement et d'affaissement tel, qu'il n'est plus possible à l'art de lui administrer des secours ; tandis que, dégagée du fatal préjugé, prêt à faire deux victimes, si, dès le principe, elle eût eu recours aux moyens usités dans les cas imprévus, elle se serait épargné, en appelant son médecin, bien des chagrins, aggravés souvent par celui que lui donne l'irréparable perte d'un enfant qui faisait ses délices et qu'elle eût pu conserver.

Combien ne voit-on pas de jeunes mères inexpérimentées et trop confiantes, s'en rapporter, tous les jours, à des commères des deux sexes, et, dans l'inquiétude qui les agite et les trouble, recueillir leurs avis, comme s'ils étaient ceux d'un oracle ; avis qu'on ne devrait donner et recevoir qu'en tremblant, puisqu'on peut, avec les meilleures intentions, assassiner un enfant !

Peut-être verrait-on moins de malheurs sur

la terre, s'il était possible qu'il fût du ressort d'un habile chimiste, d'inventer et de composer un agent assez actif, assez puissant pour dissoudre l'amalgame de l'ignorance et des préjugés. Qu'il apparaisse, ce bienfaisant mortel, et qu'il rende sa divine recette universelle ; alors, plus d'empiriques, plus de jongleurs intéressés à propager l'erreur à leur profit. Alors l'homme affranchi, soumis aux seules règles tracées par la raison, jouira sans crainte et sans danger des plus belles prérogatives qui lui aient été accordées par le créateur.

Depuis plusieurs siècles, n'a-t-on pas vu des hommes aussi dévoués que savans, consacrer leur vie entière à instruire dans toutes les parties leurs semblables ? Combien ont échoué devant l'inaccessible rocher des préjugés unis à la sottise ! Que diraient ceux qui, en mourant, se sont fait une douce illusion dans l'espoir de grands succès obtenus par leurs travaux, s'ils reparaissaient sur la terre, et s'ils y voyaient que dans la plus grande partie de la France, leurs utiles et désintéressés conseils ont été négligés, rejetés, comme non avenus, tandis qu'ils se sont longuement occupés d'objets de la plus haute importance, comme, par exemple, de la *première éducation des enfans*, et que, malgré leurs efforts, nous sommes, sous ce rapport essentiel, presque aussi peu éclairés qu'au treizième siècle? ils s'écrieraient avec une juste indignation : « A quoi bon avoir consumé notre vie à endoctriner ce trop docile troupeau qui paraît se complaire dans son abrutissement primitif, et ne sait prendre aucun essor pour en sortir, en mettant à profit les leçons des sages ; mais qui semble au contraire, par son indolence accablante, payer de haine et de mépris leurs généreux efforts? Brisons nos plumes, soyons muets, vivons maintenant dans l'oubli, et ne nous occupons plus de faire connaître la vérité à des millions de froides statues qui, comme celles d'Israël, ont des oreilles sans entendre, et des yeux sans voir. *Aures habent et non audiunt, occulos habent et non vident!*.... » .

Mais classons par ordre les choses abusives consacrées par le maudit usage.

1° Le *Maillot.* L'emploi du *maillot* est sans doute très ancien. On aura pensé d'abord qu'en raison de la très grande délicatesse d'un enfant, il n'y avait pas de meilleur appui de cette débilité, que de le garrotter pour le soutenir; mais on n'a pas prévu que ces entraves, quoique remplissant le but qu'on s'était proposé, pareilles aux antiques bandelettes avec lesquelles on emballait nos grands-pères les Égyptiens pour l'autre monde (ce qui nous a valu ces hideuses momies dont on décore, de nos jours, les cabinets de curiosité), gênaient les mouvemens des membres des enfans, paralysaient leur accroissement en comprimant la circulalation du sang, et faisaient de ces petits esclaves autant de momies vivantes faites pour révolter la raison la moins sévère.

En effet, comment ne pas s'indigner en voyant qu'on nous prive ainsi, dès notre début dans ce monde, du premier, du plus précieux des biens, la *liberté* ; comme si nos pères, élevés ainsi, s'étaient entendus pour nous façonner de bonne heure à la rigueur d'une insupportable gêne? Pour nous faire une idée du bonheur qu'éprouve un enfant dégagé de ses liens, entendez la voix éloquente d'un écrivain célèbre s'écrier : « Avec quelle tendre effusion la joie se manifeste dans tous les traits et surtout dans les yeux d'un *enfant libre*, c'est-à-dire d'un enfant nu, que sa mère tient sur ses genoux ! Avec quel plaisir vif il répond à ses caresses, la regarde, lui sourit, la baise, se précipite sur son sein et y cause un désordre charmant !.... Quel état bien plus doux, bien plus délicieux encore, que celui d'une mère sur le sein de laquelle se promènent ses petites mains qui lui sont si chères et qui caressent si voluptueusement son cœur ! * » Qu'importe que, pour les faire amplement jouir de la paix des tombeaux, on ait emmaillotté les morts,

---

* *Élève de la nature*, par J.-J. Rousseau.

ou pour les conserver plus long-temps morts, et honorer ainsi leur mémoire? Quand on est mort, on n'en sait rien! Mais ficeler, qu'on me pardonne l'expression, un petit malheureux qui sort des entrailles de sa mère, où, du moins il bondissait tout à son aise, c'est l'étouffer presque avant qu'il respire, c'est être son bourreau.

S'il ne s'agissait que de la gêne perpétuelle à laquelle une faible créature se trouve, en naissant, condamnée, ce serait déjà un grand mal, pour ne pas dire un supplice. Mais ses petits membres, étroitement pressés, ne peuvent se développer qu'avec peine, et n'acquièrent que des forces lentes et tardives. Ils éprouvent un engourdissement général qui vient de l'oppression dont elle ne peut se plaindre qu'à force de pousser des cris aigus qui troublent sa digestion et causent souvent des descentes. Comment peut-on se résoudre à comprimer fortement une poitrine délicate dans laquelle les poumons ne peuvent plus se dilater qu'avec peine, sans redouter, pour ces innocens martyrs de l'aveugle imbécillité, les pulmonies, les obstructions au foie, à la rate, au mésentère, le rachitis, les convulsions et la mort? Mais qu'importent quelques milliers d'enterremens de plus ou de moins? *C'est l'usage.....*

Toutes les mères qui doivent désirer conserver leurs enfans, et qui, malgré l'exemple que leur donne aujourd'hui une grande portion d'entre elles, sont encore assujetties à ce barbare usage, sauront toutes un jour s'en affranchir. Elles emmailloteront les tendres objets de leur affection, de manière à ce que tous leurs petits mouvemens soient absolument libres; que les membres les plus délicats puissent s'étendre et se reployer à volonté; alors plus d'engourdissement, ni de crampes; alors la circulation se fera si facilement qu'on les entendra très rarement gémir, pleurer ou crier. Mères de famille, pour être bien pénétrées de la sainte obligation de vous confor-

mer toutes sans exception, et sans hésiter, à
cet avis bien simple qui rentre dans la nature
et qui dans peu, je l'espère, sera généralement
adopté, supposez un instant deux enfans nés
en même temps et bien constitués, dont l'un
sera élevé, selon le vieil usage, dans de vraies
chaînes de toile très compressives, et l'autre
dégagé de toute espèce d'entraves, vous verrez
lequel des deux, robuste et plein de vigueur,
pourra le premier marcher, trotter, courir
sans trébucher, sans trembler à chaque pas,
bravera toute crainte, roulera sur un tapis,
se ramassera fièrement et acquerra un plus
rapide développement sous les yeux enchan-
tés de ses parens, dont un jour il saura bien
amplement payer les soins courageux auxquels il devra la force et la santé.

Que d'emmailloteurs sans pitié! Si j'étais
armé du pouvoir, je voudrais les condamner
au supplice du talion, et dire à ces partisans
du maillot, qui certes gémiraient comprimés
dans des liens étroitement serrés depuis la tête

jusqu'au bout des pieds : de quoi vous plai-
gnez-vous ? Vous ne devez pas souffrir ; car,
selon votre doctrine humaine, être ainsi gar-
rotté *pour son bien*, n'est-ce pas *l'usage ?*
Jugez maintenant, par votre gêne, ce que doit
être celle d'un enfant de deux jours ainsi fa-
gotté, condamné à souffrir pendant trop long-
temps ; alors vous vous amenderez peut-être.

2° *La Bouillie.* Cette colle indigeste, appelée bouillie, que nos épiciers de Paris ven-
dent en détail à tous les colleurs de papier et
de placards, est faite avec de l'eau et de la
farine. La bouillie proprement dite, avec laquelle nos pères empâtaient les enfans, comme
le font encore beaucoup de leurs routiniers
descendans, est faite avec du lait, de la farine crue et un peu de sel, mais n'en est pas
moins une colle aussi indigeste que l'autre,
avec laquelle, cependant, on farcit l'estomac
faible et délicat des nouveau-nés, ce qui
leur ôte l'envie de boire. Ce mets visqueux
a beaucoup trop de consistance en comparai-

son du lait. En nous écartant de la nature,
qui n'a pas imaginé la bouillie, mais qui a sagement combiné ce qui constitue le bon lait,
nous avons cru la surpasser par celle d'une
substance plus solide, inconnue chez les animaux, dont les petits n'ont point d'indigestions ; et, en en alimentant les enfans, peut-
on être surpris de les voir comme engourdis
par l'usage de cette lourde colle, jusqu'après
son imparfaite digestion ; de voir leurs organes digestifs affaiblis par ses effets journaliers, ce qui les expose à l'épaississement des
humeurs ; d'où proviennent le carreau, le
rachitis, les scrofules, etc. , etc.

3° *Le Berceau.* Ce meuble modeste ou recherché selon la fortune ou le goût des parens, est toujours, quel qu'il soit, à mon
avis, le plus joli meuble d'un ménage. C'est
là que deux époux vont contempler le fruit
de l'hyménée, et se voient renaître dans un
aimable rejeton qu'ils aiment à regarder dormir du sommeil de l'innocence. Si les plus

douces espérances entourent ce petit lit de repos, pourquoi presque partout encore une imprévoyante tendresse l'enveloppe-t-elle d'un voile épais qui empêche l'accès salutaire de l'air extérieur. Cependant le renouvellement de l'air lui serait très favorable, car sa privation le condamne non-seulement à ne pas respirer à l'aise, mais encore à s'imprégner de miasmes impurs dont il est facile de deviner la cause malfaisante, et dont les suites peuvent être graves. « Sans doute, dit M. Baumes, il faut à l'enfant qui vient de naître beaucoup de chaleur, parce que, sortant du lieu chaud et humide où il a pris naissance, sa faiblesse, sa délicatesse, l'état frêle de sa vie, tout indique la nature des soins qu'il faut lui prodiguer. Un lit mou, des couvertures souples et suffisantes, le repos, l'obscurité ».

Cela est fort juste ; mais il suffira de couvrir le berceau avec un voile léger, afin qu'il ne soit pas privé de cet air pur, appelé avec raison air vital, puisqu'aucun être vivant ne saurait en être privé quelques minutes sans danger.

« Si de bonnes raisons forcent la nourrice de laisser l'enfant dans son berceau quoiqu'é-veillé, elle doit lui rendre sa situation aussi douce et aussi commode qu'il est possible, en lui soulevant un peu la tête et la poitrine avec un oreiller. Dans cette posture, il verra avec plus de facilité les objets dont la vue l'occupe et l'égaie, il aura plus de liberté pour tourner la tête, remuer ses jambes et ses bras, mouvement qui contribuera à le fortifier.

4° *Les Bains.* Au sortir de sa couche, à peine dégagé des langes, on lave un enfant tantôt avec de l'eau trop froide, tantôt avec de l'eau trop chaude. Eh bien, l'une lui rend la peau calleuse et arrête la transpiration; l'autre le relâche, l'amollit, lui rend la chair flasque, lui donne des maladies de peau auxquelles les enfans sont fort sujets, ou des rhumes qui dégénèrent en coqueluche.

Il faut souvent baigner les enfans, non comme on le fait, mais simplement avec un linge mouillé. L'hiver, on se servira d'eau dégourdie au feu, et l'été au soleil. C'est le seul moyen de garantir un enfant d'avoir jamais des maladies de peau. Il l'aura, au contraire, toujours fraîche et unie. J'ai remarqué aussi que ces bains leur donnaient beaucoup de force et de gaieté.

5° *Croûtes à la tête.* Les bonnes femmes appellent gourme cette espèce de calotte qui se forme sur la tête des petits enfans, et qu'on se garde bien de faire disparaître. Mais on a grand soin de la couvrir de deux ou trois béguins, dont un de laine. Cette précaution funeste, qui empêche la transpiration, fait jeter l'humeur sur les yeux, le nez, les oreilles, la bouche, engorger les glandes du cou, ce qui cause des convulsions bien plus souvent que l'éruption des dents. Pourquoi couvrir, comme on le fait, avec une double calotte de linge et de laine, la tête d'un enfant dont le crâne, à peine formé, a besoin d'être dégagé de toute compression pour se fortifier et s'étendre à l'aise ? Un serre-tête de linge fin et un léger bonnet de coton suffisent ; surtout que la tête ne soit pas serrée. On répète si souvent, et sans la suivre, cette maxime simple, *tenez les pieds et les mains chauds et jamais la tête*, que l'on devrait partout l'observer, particulièrement à l'égard des enfans qui feraient beaucoup mieux leurs premières dents ; car, lorsqu'on a une inflammation à la bouche, qui fait la partie principale de la tête, l'air est le meilleur calmant ; et si on la couvre imprudemment de plusieurs bonnets et de mouchoirs, il y a de quoi faire devenir fou *.

« Si vous voulez voir vos enfans bien portans, ne leur mettez sur la tête qu'une simple

* Sthal a remarqué, dans sa *Dissertation sur les maladies des différens âges*, que dans l'enfance, les humeurs étaient portées vers la tête avec plus de force et d'impétuosité que dans les adultes. C'est une observation lumineuse, dit M. Brouget, qui sert à expliquer bien des phénomènes singuliers qui arrivent dans les maladies des enfans. Ce qui se passe dans la dentition est une suite nécessaire de cette direction des humeurs à la tête.

toile la nuit et le jour ; rien dans les plus grands froids comme dans les plus grandes chaleurs, dit formellement M. de Leurye* ».

Il y a plus de danger à laisser l'enduit dont il s'agit, qu'à l'enlever peu à peu avec précaution ; il suffit de brosser très légèrement la tête avec une brosse fine de chiendent effilé, pour dégager insensiblement le cuir chevelu et les cheveux naissans de cette superfétation désagréable qui les empêche de croître, en étouffant leurs racines.

« Le traitement de la croûte laiteuse, quand elle est simple, n'offre pas beaucoup de difficultés. Quelques légers changemens dans le régime de la nourriture de l'enfant suffisent pour aider la nature à triompher de cette incommodité, lorsqu'elle dépend de la première dentition. Éviter alors les astringens, et surtout l'impression du froid : voilà les principaux moyens de prévenir la répercussion de

* *La Mère selon la nature*, pag, 125.

4

la matière qui suinte du visage. On a soin de laver fréquemment la partie affectée avec des émolliens , pour s'opposer à l'odeur fétide qui s'en exhale.

« Si la démangeaison est excessive , on ajoute quelques têtes de pavot à ces lotions , pour les rendre plus calmantes ; on attache , ou bien on renferme les mains de l'enfant dans des gants , pour l'empêcher de s'écorcher. Les frictions sèches sur le tronc et les membres , les pédiluves ou les demi-bains , opèrent encore une diversion salutaire * ».

6° *Le Bercement***. Pour endormir ou apaiser les enfans qui crient, on a la vieille manie de les balancer dans leur berceau, fabriqué

---

* *Traité des Maladies des Enfans , jusqu'à la puberté*, par Capuron, pag. 214 et 215.

** J'ai cru que l'action de bercer devait s'exprimer par le mot *bercement*, qu'on ne trouve dans aucun dictionnaire, comme celui de *balancement*, qui dérive de *balancer*, *balançoire*, et je l'ai créé, comme je fais une dent artificielle dont j'ai besoin, persuadé qu'on m'entendra.

tout exprès pour ce bizarre exercice, dont on confie souvent le soin aux aînés qui, s'en faisant un jeu, s'en acquittent presque toujours de manière à bercer le petit patient aussi rapidement qu'on fait dégringoler nos jeunes intrépides dans ces chars lancés avec fureur du haut des montagnes en planches de la *Folie Beaujon*. Ce bercement monotone prolongé étourdit et doit enivrer, à la longue, celui qu'on agite ainsi, bien plus que l'endormir. Il influe donc sur son faible cerveau, comme sur son estomac, puisque ce dandinement contre nature lui fait vomir tout ce qu'il a pris, à peu près comme certaines personnes qui ne sauraient voyager en voiture sans éprouver, par un mouvement continu, qui ressemble à celui qu'on donne au berceau, des maux de cœur, et le même inconvénient, ce qui les oblige, quoique plus forts que des enfans à la mamelle, à se priver de toute nourriture pendant le jour. Essayez de porter en route un très jeune enfant; le branle de la voiture, les cahos, les vacillations, le rendront malade ; son estomac rejettera tout, et ne digèrera rien.

4.

On sait si bien qu'on s'expose à beaucoup de désagrément, que ce n'est qu'avec une nécessité absolue qu'on voyage avec une aussi gênante compagnie. Par la même raison, pourquoi donc le bercer? On porte si loin cette habitude, que dans nos contrées, les femmes, pour ne pas perdre de temps en balançant le nourrisson, et avoir les mains libres, afin de filer la quenouille, se passent une corde au pied, qui tient au berceau, éloigné d'elle, ou placé au premier étage, et l'agitent ainsi en chantant sans désemparer, ce qui prête quelquefois à rire aux passans étrangers, témoins, pour la première fois, du jeu de cette mécanique burlesque, et de la méthode qui donne une occupation fatigante à celles qu'on prendrait pour des carrillonneurs occupés à remuer le battant des cloches avec les mains et les pieds, plutôt qu'à secouer le tribut de leurs rustiques amours.

Les animaux, beaucoup plus sages que nous dans bien des choses, parce qu'ils n'ont que la nature pour guide, élèvent très bien leurs petits sans se faire une obligation de les agiter pour les disposer ou les forcer à dormir, comme le font nos berceuses d'enfans, et cependant ils deviennent très vigoureux.

On dirait que l'homme, dès ses premiers instans, est condamné à être bercé toute sa vie. On le berce de promesses ; on le berce de fables, de contes ; on le berce de mensonges, d'espérances, de craintes ; de récompenses, de chimères et d'erreurs.

Je pardonnerais volontiers à ceux que les remords empêchent de goûter les douceurs du sommeil, de se bercer et d'employer ce moyen comme le fit le plus cruel des empereurs de Rome *, pour pouvoir s'y livrer pai-

---

* Le bon Néron aurait dû transmettre à ceux qui marchaient sur ses traces, le plan de la machine dont on se servait pour l'endormir, quoique dans les serres du crime et de la férocité. Il avait la nuit, au-dessous de sa chambre à coucher, des esclaves occupés sans discontinuer à le bercer. Le lit sur lequel reposait ce vautour couronné portait sur un pivot mobile, qu'ils tournaient à bras, dans la direction moins rapide que celle que l'eau donne à une meule de moulin.

siblement, et s'endormir à la manière de l'innocence. Mais provoquer, forcer celle-ci à sommeiller, quand elle ne le peut, ni ne le doit, c'est la mettre à la question.

Nous voyons tous les jours des enfans que l'on a beaucoup bercés, qui n'ont cessé de crier, de pleurer pendant leur enfance, et chez qui les facultés se sont développées beaucoup plus tard que chez les autres *.

« Mais les nourrices, dit Joubert, dans son vieux langage, craignant les sujétions, et quelques unes sont si sujettes à leurs plaisirs, qu'elles ne veulent pas que la fille leur apporte l'enfant qui crie, de qui que ce soit pour l'apaiser au tétin, si ce n'est son heure: ainsi qu'elle le pourmeine, ou lui dise de belles chansons, ou le berce et l'endorme. Et peut-être que l'enfant crie de faim, comment le voulez-vous endormir ? Elles savent bien dire

____
* *La Mère selon la nature.*

en commun proverbe : *Qui non a lou ventre dur, non pot pas dormir segur :* donc l'enfant qui a le ventre plat et mol, preoccupé de faim avant son heure ordinaire, ne pourra pas dormir, et de l'apaiser ou contenter d'une chanson, c'est pour mocquerie. Je voudrais bien savoir si la nourrice ayant bon appétit, au lieu d'une soupe, elle serait contente et bien satisfaite d'ouïr une chanson (quand elle serait d'*Orlando de Lassus*) ou de danser un branle de Champagne. Quelle fadaise ! Nous disons en proverbe latin : *Le ventre affamé n'a pas d'oreilles ;* et en vers et du temps passé : *Le ventre vuide n'oyt volontiers paroles.* Mais je suis en campagne, dira la demoiselle, voulez-vous qu'on m'apporte là mon enfant, et que je montre mon tétin ? Voilà un grand danger, vraiment, et une fort pénitente excuse ! * »

7° Vieux lait, *renouvelé par le nouveau-né qui s'en abreuve.* On a long-temps prétendu qu'un nouveau-né avait la faculté de renouve-

* Pag. 548, tom. 1, *Des erreurs populaires.*

ler un lait déjà ancien. Cette absurdité, dont on aura bien de la peine à guérir ceux qui en sont entichés, cause cependant la perte d'une multitude d'enfans, et je soutiens que ses effets mortels sont très fréquens ;

Car s'il est vieux il cache un sel âcre et mordant,
Et ce levain un jour se change en poison lent *.

D'après toutes ces antiques méthodes, qui finiront par tomber dans un éternel oubli, et sur le danger desquels le vulgaire ne s'est jamais donné la peine de réfléchir et de raisonner, est-il bien étonnant de voir dans les villes, dans les villages, dans les campagnes, un si grand nombre de rachitiques, de scrophuleux, de scorbutiques, de bossus, de nains, qui déparent la race humaine, et qui, condamnés à être la risée des railleurs inhumains disposés à se moquer de leurs difformités, quand, au contraire, ils devraient les plaindre, sont, pendant leur pitoyable existence, odieux aux autres et à

* Petit-Radel, *Essai sur le lait.*

charge à eux-mêmes. Leurs parens ne sont-ils pas coupables s'ils ont négligé leur enfance, en suivant la pente de quelques préjugés que je viens de combattre? Leur fatale fécondité qu'ils devraient se reprocher, n'est-elle pas un crime contre le ciel, puisqu'elle ne leur a servi qu'à produire des infirmes, et par conséquent, des malheureux? Des observateurs attentifs affirment que rien n'est plus capable de faire dégénérer la race des hommes. Comment ne serait-ce pas, lorsque tant d'êtres difformes lancés dans le monde, y pullulent plus que ceux qui sont bien constitués, et ne semblent ainsi disgraciés par le sort, que pour propager des monstres?

Une personne qui a vécu dans le Piémont, m'a fait frémir en me parlant de la quantité de bossus, de jambes torses, de boiteux, de nains, hommes et femmes, qu'on y rencontrait, surtout dans les belles rues de Turin, capitale du pays, ville superbe, dont la splendeur forme un contraste frappant avec cette foule ignoble d'individus qui y traînent leur hideuse et repoussante existence.

En remontant aux causes de tant de difformités, ne pourrait-on pas en accuser aussi l'usage des *lisières,* presque partout employées au détriment de la taille des enfans qu'on suspend à un clou par-dessous les aisselles, après les avoir promenés, ce qui les engonce, gêne les extrémités supérieures, fait remonter la poitrine, le sternum, et peut, sans qu'on s'en aperçoive, rendre torse la colonne vertébrale et occasioner une gibbosité ?

Pourquoi les gouvernemens, qui s'occupent à multiplier les belles races d'animaux qui servent au luxe, aux plaisirs ou aux travaux, ne porteraient-ils pas un œil attentif et sévère sur les causes qui dégradent les générations, quand il leur faut composer de grandes et belles armées avec des hommes d'élite, et qu'on les recherche avec soin, même pour la classe des valets ? Faudra-t-il forcer le philosophe austère à dire que l'homme a plus soin des brutes que de lui-même ?

Il est impossible à beaucoup de mères de nourrir, parce que l'enfant n'a pas pu prendre le mamelon. Il ne convient pas, comme le dit le docteur Brouzet, de l'exercer peu à peu à le saisir comme il faut; on doit examiner s'il n'y a pas dans la langue quelque vice de conformation qui l'en empêche. Elle est quelquefois si étroitement liée à la mâchoire inférieure au moyen du filet, qu'on est obligé de le faire couper. Il faut donc que le médecin s'assure si ce n'est pas cette cause qui empêche l'enfant de prendre le mamelon.

Les nourrissons, pendant le premier mois de leur existence, sont destinés à vivre de lait, et, quoi qu'en disent les nourrices, le lait est pour eux une nourriture suffisante, parce que c'est un aliment bien animalisé. La preuve, c'est que le médecin Spielman dit qu'il a tiré de deux livres de lait d'une femme, une once et demie de crême, qui lui donna six dragmes de beurre et une demi-once de fromage très délicat.

« Wepfer, médecin suisse, parle du lait de

femme comme d'une substance qui contient en elle quelque chose de divin, ce que je n'aurais pu croire, dit ce grand praticien, si mes sens ne m'en eussent rendu garant. J'ai vu de mes propres yeux des hommes acquérir, pour ainsi dire, une constitution nouvelle par son usage. Plusieurs en obtiennent une teinte de couleur plus agréable et des forces plus durables ».

M. Geoffroi, dans son hygiène, en caractérise on ne peut pas mieux les vertus,

> « Qu'il soit ton aliment, ô toi que la langueur
> A réduit à l'état d'un enfant sans vigueur :
> Ton teint va refleurir ; dans tes pâles artères,
> Le sang ira verser tout l'éclat de ses feux,
> Et tes traits, rappelés à leurs forces premières,
> Cacheront de tes os l'édifice hideux * ».

« Dans le cas où la nourrice aurait été long-temps sans manger, pour corriger l'âcreté de son lait, elle doit boire plusieurs coups d'une décoction d'orge et de semence de fenouil.

* Traduction en vers par Petit-Radel, *Essai sur le lait.*

Cette boisson lui donnera, en moins d'une demi-heure, un lait fort doux et abondant *. »

Si le nourrisson prend du dégoût pour le téton, alors il serait bon de lui donner du bouillon de viande dont il faut enlever la graisse, ou des soupes et des crêmes de bouillon. Mais si leur estomac digère bien le lait, si la nourrice en a suffisamment, c'est le seul aliment qu'on doive permettre aux enfans pendant le travail de leur première dentition, parce que, doux et balsamique, il suffit à leur nourriture, mais ne leur doit être donné qu'en médiocre quantité, attendu que l'état de malaise dans lequel ils sont, dérange un peu leur digestion qu'une surabondance de nourriture rendrait encore plus pénible ; il vaut mieux, mais en petites doses à la fois, lui présenter plus souvent le sein. «Lorsqu'un enfant a pris, dit le professeur Baumes, une dose suffisante de lait, et qu'il se plaint, qu'il crie, ce n'est

* *Traité de l'Éducation corporelle des Enfans en bas-âge*, pas Desessartz, pag. 206 et 207.

pas par besoin, mais pour toute autre cause.
Ce sont quelquefois des vents, qu'on dissipe
aisément avec un linge chaud appliqué sur la
région du ventre correspondante à l'estomac,
avec une friction douce, faite sur la même
région, avec une cuillerée d'eau d'anis, de
camomille et de fleur d'oranger. Tant qu'il se
plaint, il est de règle générale de ne point
l'approcher du téton. Il vaut donc mieux,
quand le sein est bien rempli de lait, qu'il est
dur et légèrement douloureux, se traire ou le
laisser perdre, que d'incommoder son nourrisson.

On doit prolonger le plus possible le temps
de l'allaitement des enfans.

Qu'on réjette, si l'on veut, le sentiment de
ceux qui pensent qu'un enfant ne saurait être
sevré sans danger, à moins que sa bouche ne
soit munie de seize premières dents, parce
qu'il y a des enfans plus tardifs dans la pousse
des dents que d'autres. Dans presque tous les
cas, c'est une pratique bien sage de continuer

l'allaitement des jeunes enfans jusqu'à ce que
la dentition soit avancée et qu'on ait bien examiné que ce travail n'est point difficile. C'est
en se conduisant ainsi, qu'on peut épargner,
d'un côté, bien des maux, de l'autre, bien
des regrets.

Si l'on voulait priver trop tôt son enfant
du bienfait de l'allaitement, pourra-t-on penser de sang-froid à cette bouche embrasée, à
cette soif ardente, à ce dégoût violent, à cette
diarrhée qui menace de devenir coliquative,
et qui fond si rapidement les enfans de la plus
belle venue ; à ces cris poussés par la douleur,
la fièvre et l'insomnie, sans prendre la résolution de ne suspendre l'allaitement qu'après
que ces petits êtres, si intéressans, ont leurs
seize premières dents totalement percées ?

Sevrer les enfans bien avant l'époque où
leurs mâchoires sont munies des instrumens
de la mastication, n'est-il pas, en effet, une
chose contraire à ces vues ? Les enfans malades ou languissans, dont les gencives sont

irritées ou douloureuses, n'ont, en pareil cas, pour tout soulagement, que le sein de leur mère où, tout à la fois, ils trouvent alimens et remèdes. Or, les priver de l'un et de l'autre, est un genre de cruauté dont les conséquences peuvent être funestes. Levret, accoucheur célèbre, disait, en parlant de l'allaitement des enfans : « Il n'y a pas de miel, de cervelle de lièvre, de moelle de cerf, de graisse d'ours, etc., qui vaille pour cela le lait de femme fourni par la succion ».

C'est ce qui a fait dire à un autre : « Le lait, qui par lui-même est fort adoucissant, et peut, par son contact avec les gencives, calmer leur état douloureux, a encore la propriété de relâcher le tissu des gencives et de les disposer à céder à l'impulsion des dents qui, en cet état, les divisent mieux que lorsqu'elles sont sèches et calleuses ».

Rosen, célèbre médecin suédois, qui s'est beaucoup occupé du soin qu'exigent les enfans, et des maladies qui en moisonnent un si grand nombre, dit : « Lorsqu'un enfant est venu à terme, né d'un père et d'une mère bien portans ; qu'en outre la mère, loin de s'être livrée à ses passions pendant sa grossesse, a toujours eu l'esprit tranquille, et ne s'est pas jetée non plus sur des alimens bizarrés ou de fantaisie ; si, d'ailleurs, l'enfant a eu de bon lait à sa naissance, les dents percent toujours sans de grandes douleurs et assez aisément. Plus les circonstances ont été contraires à celles que je viens de rapporter, plus la dentition est difficile, et plus aussi le danger est grand pour la vie de l'enfant ».

Comme il arrive que plusieurs nourrices n'ont point assez de lait, il faudrait avoir recours à l'une des préparations suivantes, et qui doivent même remplacer la bouillie d'usage qu'il faut proscrire à jamais.

La première est une bouillie au pain, faite avec de la mie de pain blanc bien séchée et pulvérisée avec de la croûte de pain, ou mieux avec le pain entier, mais bien recuit et préalablement pilé; la chapelure de pain, la biscote séchée au four et bien broyée. On la fait cuire avec de l'eau d'abord, puis, on y ajoute du lait en consistance un peu liquide. Le vermicel, des pâtes fines d'Italie, la semoule et la fécule de pommes de terre, le salep cuits de la même manière, sont également bons.

On emploie de même avec succès des crèmes de riz qu'on peut faire avec du riz entier ou de la fleur de riz qu'on aromatise avec quelques gouttes d'eau de fleur d'oranger, d'anis, de fenouil, de canelle.

La préparation suivante est excellente pour servir aussi d'alimens aux nourrissons.

Prenez un morceau de pain, croûte et mie, et mettez-le tremper dans de l'eau froide. Lorsqu'il est bien imbibé, on l'en retire, et on le met égoutter. Puis après, on le jette dans un bouillon de bœuf très chaud, où on le fait dissoudre en l'agitant avec une cuillère, et mieux avec une fourchette. La soupe se trouve

faite au moment de la dissolution du pain ou
de son absorption dans le bouillon. On pourrait
encore faire l'essai d'une substance alimentaire
nouvellement importée de l'Orient, et que l'on
nomme *racahout des Arabes.*

On remédiera encore à l'inconvénient de
l'insuffisance du lait de la nourrice, en rédui-
sant en poudre fine du pain desséché au four.
On en délaie une certaine quantité dans du
lait coupé avec de l'orge, suffisamment pour
en faire une crème légère semblable à celle de
riz. On fait prendre à l'enfant cette crème,
quatre ou cinq fois par jour en petite quantité
avec une cuillère.

On prendra de même avec succès deux onces d'amandes douces, en préférant celles qui
sont encore dans leurs coquilles, pour éviter
que la boisson se ressente du rancis dont les
autres sont souvent atteintes ; on les fait tremper dans de l'eau chaude pour les dépouiller
de leur enveloppe ; on les pile dans un mortier avec un peu de sucre, et on les broie jusqu'à ce que, bien réduites, elles forment une

espèce de pâte où l'on met peu à peu jusqu'à un demi-setier d'eau en continuant de broyer jusqu'à ce que l'eau soit toute employée. Il faut passer le tout dans un linge et en exprimer le marc qui reste dans ce linge. On l'enlève avec un couteau pour le broyer de nouveau avec un peu de sucre, en y ajoutant de l'eau comme la première fois, à plus petite dose. On passe une seconde fois la liqueur à travers le linge, et on en exprime le marc. Tout ce lait d'amandes doit être mêlé à une livre de lait de vache, comme le conseille le professeur Spielman. On met ce mélange dans une bouteille qu'il faut bien boucher, et de temps en temps, dans le jour et la nuit, on en donne quelques cuillerées à l'enfant qui a autant de plaisir à prendre cette boisson nourrissante, qu'à saisir le téton de sa nourrice.

Le lait de vache, ainsi mêlé à une émulsion d'amandes douces, constitue un aliment salubre, doux, rafraîchissant, ce qui est très favorable aux enfans qu'échauffe le travail des dents, et remplace merveilleusement le lait qui, chez certaines nourrices faibles et délicates, peut ne pas suffire. On peut également l'employer si l'enfant exige beaucoup de nourriture, quoique les nourrices soient bien pourvues de lait.

La diarrhée, dit M. Baumes, étant un accident qui ajoute encore à celui de la dentition, on doit avoir le plus grand soin d'en préserver les enfans à cause des funestes effets dont elle est quelquefois suivie.

Pour y parvenir, il est important de faire évacuer les matières âcres qui peuvent être dans les intestins, et dont le séjour contre nature, est la cause ordinaire et immédiate du cours de ventre.

Il suffit de se servir de quelques minoratifs (remèdes qui purgent tout doucement); et comme il n'est pas aisé d'administrer aux enfans toutes sortes de purgatifs, il y a de l'avantage à se servir d'une infusion d'un gros de rhubarbe dans un demi-setier d'eau édulcorée avec le sucre, en consistance de sirop clair.

On donne aussi cette infusion d'un gros de séné mondé, dans un peu de jus de pruneaux noirs, adoucie avec le sucre et par cuillerées ; elle réussit également.

Si le ventre des enfans est un peu tendu, et s'il y a constipation, l'usage des lavemens est particulièrement recommandé.

La propreté doit être surtout observée à l'égard des enfans. Les mères ne doivent rien négliger à ce sujet.

Un des moyens les plus sûrs de les exempter d'éruption, c'est de les changer de linges deux ou trois fois par jour, et même la nuit.

L'allaitement artificiel est une pratique qu'il faut rejeter entièrement, parce que tous les soins fatigans et minutieux qu'on est obligé d'y apporter réussissent rarement, et que, presque toujours, la mère qui s'en est chargée et s'en acquitte avec le plus grand zèle, accablée nuit et jour de fatigue, tombe dans un épuisement dont elle a bien de la peine à se retirer. Il vaut donc encore mieux prendre une nourrice étrangère ; mais il faut dans ce cas la choisir, le plus possible, telle que l'a décrit M. Baumes.

« Une excellente nourrice, dit-il, doit être de bonnes mœurs, et avoir autant qu'il se pourra, de belles qualités physiques. Son âge doit être entre vingt et trente ans, et la couleur de sa peau naturelle ; ses yeux seront vifs et animés, ses sourcils et ses cheveux bruns, ou d'un brun bien cendré ; ses lèvres vermeilles, ses dents saines et propres, ses gencives fermes et bien colorées. Il faut que son haleine soit douce ; qu'elle ait le nez libre et n'exhalant aucune odeur, le cou assez long, la poitrine large et bien arquée ; ses mamelles doivent être détachées, fermes, tendues, élastiques et d'une grosseur médiocre, avec des bouts assez irritables pour devenir fermes, tendus, élastiques et d'une grosseur médiocre, placés, sur le milieu de la partie déclive de la mamelle, dans une aréole monticulaire, de couleur rouge obscur. Son lait aura une odeur suave, une couleur peu mate, mais un œil bleuâtre et à demi transparent. On en mêle avec l'eau, pour éprouver s'il s'y délaie parfaitement ; on le goûte pour juger s'il n'est ni trop doux, ni salin, ni amer. »

Quant aux autres qualités d'une bonne nourrice, elle n'aura ni fleurs blanches, ni cautère, ni maladie cutanée habituelle ; elle ne sera point sujette au mal hystérique ; mais surtout il ne faut pas qu'elle ait des passions, qu'elle soit revêche, sujette aux caprices, à l'ivrognerie ; et les perquisitions qu'on ferait à ce sujet ne sauraient être trop scrupuleuses. Pour que son lait soit plus frais et plus délayé, on lui fera prendre, pendant quelques jours, une boisson légèrement incisive, telle qu'une décoction de racine fraîche de scorsonère, dans laquelle on mettra macérer des semences de fenouil écrasées. Une infusion théiforme de racine de réglisse, de feuilles de véronique avec des graines d'anet, est également bonne, ainsi que toute autre boisson analogue.

Le hochet, qu'on met dans la main de presque tous les enfans, et dont on a fait un des attributs de la folie, est un joujou ordinairement garni de grelots, que tout le monde connaît, car c'est le premier bijou avec lequel on semble vouloir faire naître de très bonne heure, exciter et entretenir la vanité humaine, qui, jusqu'à la vieillesse, conserve des prétentions absurdes à obtenir ce qu'avec raison la censure et la sagesse appellent des *hochets*. Si on veut le conserver pour les enfans, parce qu'en le leur donnant on l'a cru d'une indispensable nécessité, il ne faut leur mettre entre les mains que vers le sixième mois ; et, quoique MM. Andry, Desessarts, Rosen, Deleurye et quelques autres, se soient prononcés en faveur du hochet, je me range cependant de l'avis de MM. Levret, Auseby, Hébert, Morer, et autres bons observateurs, qui en ont contesté l'utilité et même blâmé l'emploi.

Mais enfin, si on s'obstine à s'en servir, afin de faire cesser toutes contestations, et qu'il ne résulte aucun inconvénient de la continuité de son usage , pourquoi ne ferait-on pas des hochets de gomme élastique , comme on fait depuis quelque temps , avec beaucoup d'art, bien d'autres objets d'une ingénieuse -utilité, les sondes, les bougies, etc. ? N'avons-nous pas d'ailleurs des faiseurs de hochets en tout genre ? et les grands enfans, qui en sont si avides dans le meilleur des mondes possibles, n'ont-ils pas suffisamment, sous ce rapport, et assez diversement, exercé l'industrie de ces artistes, pour qu'ils trouvent très facile de faire pour les petits les hochets très simples que je propose ?

La gomme élastique, étant un corps mou , serait, selon moi, bien préférable aux corps très durs dont se composent les vieux hochets, comme le cristal, le corail, l'ivoire. S'il produit, comme cela se peut, le bien qu'on attend des autres, tant mieux ; mais, s'il n'en produit aucun, ce qui est présumable, au moins n'a-t-on à craindre aucun mal de son usage habituel ; car la dureté des autres, en opposition constante avec les gencives dou-

loureuses d'un enfant , peuvent en produire ,
si vraiment , comme c'est probable , ils dur-
cissent ces tendres gencives , et les rendent
calleuses.

« On peut se servir avec avantage d'un petit
chiffon de linge , attaché solidement au bout
d'un morceau de bois de la grosseur d'une
plume à écrire. Il faut que le chiffon soit roulé
autour du morceau de bois , de manière à
ne présenter aucun fil qui puisse se détacher,
ou aucune effiloque. On le trempe dans une
infusion de fleurs de mauve édulcorée avec
du miel blanc ou du sucre ; on le porte à la
bouche de l'enfant, qui le saisit , le suce, le
presse entre ses gencives. On répète cette ma-
nœuvre plusieurs fois par jour. Une expérience
de plus de vingt ans m'a prouvé la bonté de
ce moyen , qui remplit le double effet du hochet et du gargarisme.

D'ailleurs, s'il est bien prouvé qu'un enfant
ressent des douleurs causées par la pousse des
dents, je suis de l'avis du savant professeur

Duméril, qui veut qu'on incise la gencive malade. Je sais qu'il a fait lui-même cette opération par complaisance et par humanité, à plusieurs enfans pour lesquels on l'avait consulté, et qu'elle a complètement réussi. Mais, chose remarquable, aussitôt l'incision faite sur la gencive, les convulsions cessaient par enchantement. Les mères, dont les jeunes enfans sont dans ce cas, doivent donc, sans retard, appeler l'accoucheur ou le médecin, afin qu'on fasse cette opération facile et non douloureuse, dont les suites sont presque miraculeuses.

L'incision de la gencive, pour faciliter la sortie des dents aux enfans, est déjà ancienne; car M. Deleurye en parle dans l'ouvrage déjà cité, page 208, imprimé en 1772, et, avant lui, beaucoup d'autres s'en sont occupés. C'est donc à tort qu'on l'attribue aux Anglais. Ainsi, les sieurs Fox et Blake n'ont été que les échos des auteurs français qui les ont devancés

« Un enfant, après avoir beaucoup souffert

de ses dents, fut mis au suaire, comme mort.
M. Lemonnier, ayant affaire chez la sevreuse
où était le corps de l'enfant, après avoir rempli son objet, fut curieux de connaître l'état
des alvéoles, dans un cas où l'éruption des
dents n'avait pu se faire. Il fit une grande incision aux gencives ; mais, au moment où il
se préparait à poursuivre son examen, il vit
l'enfant ouvrir les yeux et donner des signes
de vie. M. Lemonnier appelle des secours; on
débarrasse l'enfant de son suaire; on lui prodigue des soins; les dents sortent, et l'enfant
recouvre sa santé * ».

M. Desville, négociant distingué à Franc-
fort, homme instruit et sans préjugés, me dit,
en me parlant de la première dentition de ses
enfans, qu'il avait failli perdre son fils aîné,
attaqué de convulsions causées par l'éruption
des dents. Un médecin de ses amis lui con-
seilla de faire une paillasse de fougères séchées

* Robert, *Traité des principaux objets de la médecine*,
pag. 311.

à l'ombre, et d'y faire coucher l'enfant malade; ce qui réussit complètement, puisqu'à peine il y avait reposé quelque temps, que les convulsions cessèrent et n'ont plus eu lieu. Ce père de cinq enfans a employé le même moyen pour les autres, et a obtenu le même succès.

CHAPITRE II.

DE LA SECONDE DENTITION.

Il est si essentiel de soigner les dents de la deuxième dentition, dès qu'elles paraissent, que je ne saurais trop, mères de famille, vous engager à faire visiter la bouche de vos enfans, au moins quatre fois par an, depuis huit ans jusqu'à douze.

Malgré les peines momentanées que donneront ces soins, quelle est la mère qui pourrait se refuser à les prodiguer, lorsqu'elle sera persuadée qu'elle doit en être amplement dédommagée par le bien dont les heureuses suites se prolongeront autant que l'existence de ceux qui en auront été l'objet? C'est surtout lorsqu'il s'agit du renouvellement des dents, qu'une mère prévoyante doit ajouter au bienfait de la vie qu'elle a donnée à un enfant chéri, la surveillance, qui devient alors d'une nécessité absolue dans toutes les opérations de la nature, souvent bizarre en ce genre, et qu'à cet âge tendre, il faut plus particulièrement employer le secours de l'art.

Sans doute, quand la nature ne s'écarte pas de ses lois, les dents doivent être enchâssées, chacune dans son alvéole, comme on le remarque très distinctement chez quelques adultes.

Mais combien y en a-t-il dont les dents sont rangées de la manière la plus difforme et même la plus monstrueuse! D'où vient ce désordre? De l'ignorance du vulgaire sur la possibilité, sans inconvéniens fâcheux, de l'extraction indispensable de quelques dents qui ne servent qu'à nuire aux autres; et, ce qu'il y a de plus affligeant, qu'à les détruire.

Une simple comparaison suffirait pour

anéantir ce funeste préjugé qui s'oppose depuis trop long-temps, avec une opiniâtreté
révoltante, aux moyens faciles que l'art peut
employer pour redresser les torts du hasard.

Celui qui veut obtenir des fleurs brillantes
ou des fruits de la meilleure qualité, n'est-il
pas attentif, en visitant soigneusement ses par-
terres et ses vergers, à épier les effets d'une
fécondité surabondante, afin d'élaguer *à temps*
la nuisible prodigalité d'un sol heureux, qui,
outre-passant ses désirs, l'empêcherait, sans
l'inexorable et sévère emploi de la serpette,
d'obtenir rien de beau ni de bon? Ce que fait
le prévoyant jardinier, le dentiste doit être
appelé *sans retard* à le faire, parce que les
dents, semblables à des végétaux, puisqu'elles
ont un germe, croissent et se développent jusqu'au dernier degré fixé par la nature, et dé-
périssent avec le temps, ou par des accidens
qui les détruisent comme eux, ont besoin
d'une main savante qui les redresse quand elles
viennent de travers, les élague quand elles
sont surabondantes et placées hors de la ligne

naturelle. Dans cet état de choses, l'homme de l'art peut seul faciliter l'accroissement et le développement parfait de celles qu'il a jugé prudent de conserver, et préserver aussi la bouche des difformités auxquelles il n'est plus possible de remédier, quand on ne s'est pas opposé, dès le principe, aux bizarreries et aux pernicieux caprices de la nature.

Beaucoup de personnes regardent comme la chose la plus simple d'ôter avec un fil une petite dent déjà mobile dans son alvéole. Cependant, depuis vingt-cinq ans, grand nombre d'exemples m'ont appris que par ce procédé, d'un usage si commun, l'on déchirait le bord des gencives, et que, par suite, une hémorragie difficile à arrêter se déclarait fort souvent. Il existe, en effet, une prédisposition à cette hémorragie, parce que, chez les enfans qui font leurs secondes dents, le sang se porte à la tête avec violence, et les gencives, devenues centre fluxionnaire, peuvent saigner abondamment.

Cette remarque m'a suggéré l'idée de deux

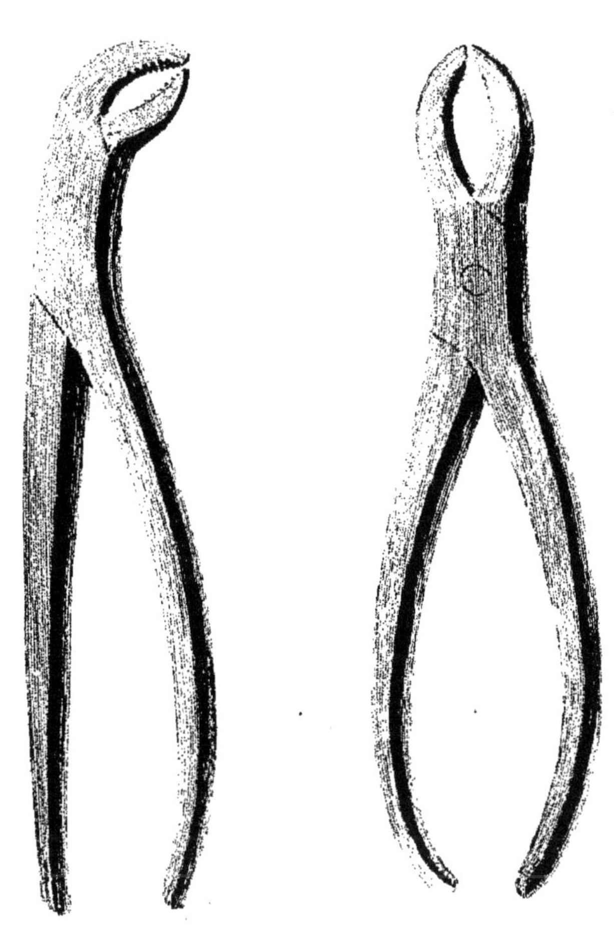

Il faut que ces Instrumens
soient en Ivoire?

petits instrumens en ivoire, qui ne sauraient effrayer les enfans, et au moyen desquels on peut extraire les dents temporaires déjà ébranlées, sans craindre de causer la moindre irritation.

Madame Gambès, institutrice, rue Bellefond *, m'écrivit à l'occasion d'une difformité vraiment extraordinaire à la bouche de son petit-fils, déjà âgé de plus de douze ans.

« Monsieur,

« Je ne peux assez vous témoigner ma satisfaction de l'opération vraiment admirable que vous venez de faire à mon petit Théodore,

---

* Cette respectable institutrice s'est associée avec l'une de ses petites-filles, mariée à M. le docteur Pravas. Je ne citerai pas le nom de ce médecin distingué sans rappeler les heureuses inventions orthopédiques dont il est l'auteur. Ancien élève de l'École polytechnique, il a su mettre à profit les connaissances qu'il avait acquises en mécanique, pour faire faire d'immenses progrès à cette science dans ses applications aux difformités de l'homme.

Après avoir reconnu tout ce qu'avaient de défectueux les moyens mis en usage par ses devanciers, le docteur Pravas a créé des machines nouvelles fort ingénieuses, notamment et dont les heureux résultats étonnent même les gens de l'art. La mâchoire inférieure de ce cher enfant est parfaitement replacée, et il doit à vos rares talens l'avantage d'être, non-seulement préservé d'une difformité qui aurait détruit l'agrément de sa figure, mais encore, ce qui est bien pire, l'aurait exposé à perdre la moitié de ses dents à l'âge où, d'ordinaire, elles ont toute leur beauté. Je répète à mes amis, à mes connaissances tout ce que je vous dois pour le service signalé que vous lui avez rendu, et je voudrais assez le répandre, pour que chacun s'adressât à vous avec la confiance que vous méritez ».

pour remédier aux déviations de la colonne vertébrale. Il a consigné le résultat de ses travaux dans un écrit, où, savant anatomiste et physiologiste profond, il développe avec clarté l'ensemble de ses recherches. Plus récemment, il a formé, dans le pensionnat de madame Gambès, un établissement orthopédique, où il fait avec un grand succès l'application des machines qu'il a inventées ou perfectionnées. Les éloges que le docteur Pravas a reçus des maîtres de l'art nous autorise à dire, nous qui nous connaissons en mécanique de ce genre: qu'il est impossible d'arriver à un plus haut degré de perfection. Aussi nous n'hésitons pas à recommander cet établissement comme le premier de la capitale.

Je pourrais citer cent exemples semblables. Mais à quoi bon lutter contre l'indifférence, qui multiplie tant de maux et de difformités, si l'on n'a pas l'avantage de persuader qu'une grande partie dérive du peu de soin qu'on a d'entretenir, dès le principe, un des plus beaux présens de la divinité ; celui, je le répète, sans lequel il est impossible de broyer ses alimens de manière à n'être pas sujet à des digestions pénibles et dangereuses, celui sans lequel la plus précieuse des facultés, celle de la parole, refusée à tous les animaux, n'offre plus de charme en faisant passer difficilement dans l'âme des autres, l'expression pure des sentimens qui nous animent ; celui enfin sans lequel la beauté déparée n'enchante plus par un sourire séducteur, les cœurs qu'elle pouvait soumettre, en offrant aux yeux ravis le vif incarnat de la rose uni à la blancheur du jasmin. En effet, une belle bouche n'est-elle pas un bouquet ou reposent avec volupté les ris et les amours ? Pour appuyer ces réflexions, j'y ajouterai les suivantes que j'extrais d'un ouvrage de feu l'un de nos plus

estimables confrères M. Mahon, qui écrivait
il y a déjà plus de quatre-vingts ans, lorsque
cette branche de l'art était dans l'enfance.

« L'extraction de quelques dents, dit ce savant
dentiste, chez certains sujets peut se trouver
nécessaire pour faciliter la sortie et le meilleur arrangement possible des secondes, dites
de remplacement, qui, se trouvant plus vo-
lumineuses que les premières, exigent par conséquent plus de place; sans doute, dans l'ordre
parfait, toutes les dents doivent être logées
chacune dans sa caisse osseuse, ainsi qu'on le
voit dans quelques adultes. Mais combien en
rencontre-t-on qui ont des dents mal rangées! Ce désordre vient de ce que les cercles
alvéolaires des mâchoires, se trouvant trop
étroits pour contenir le nombre de dents, quelques unes d'entre elles se déplacent, sortent
de la ligne, et offrent des difformités sensibles. Cet inconvénient ne mériterait peut-
être pas une grande attention, s'il ne pro-
duisait que des effets désagréables à la vue.
Mais il en résulte, pour l'existence de chacun,

des conséquences qui sont réellement destruc-
tives. Pour peu qu'on y fasse réflexion, on
verra, par exemple, que si l'une des quatre
dents incisives de la mâchoire inférieure sort
du cercle, elle est nécessairement plus saillante que ses voisines sur lesquelles elle se
trouve appuyée. Alors il est certain que cela
produit trois forces réunies en opposition continuelle à une des deux grandes incisives de
la mâchoire supérieure qui porte sur les trois
dents inférieures. Quel est le résultat de cette
inégalité de force ? Il est facile de le sentir ;
c'est que, le fort emportant toujours le faible,
cette grande incisive doit périr, et périt nécessairement peut-être vingt ans trop tôt. Si
c'est l'une des canines de la mâchoire qui se
trouve trop longue ou trop saillante, les
mêmes accidens ont lieu par la même raison,
et même plus tôt que les petites incisives, à
raison de leur délicatesse et de la force considérable des dents sur lesquelles elles portent. Aussi, en général ce sont ces petites
dents que l'on voit le plus souvent disparaître
les premières, et pour la réparation desquelles

bien des personnes ont recours aux dentistes, qui y suppléent par des dents artificielles à pivot ».

Le petit abcès qui se forme ordinairement à la partie supérieure d'une incisive placée à pivot est une espèce de *fungus* ou épulie; ces petites tumeurs, confondues sous une même dénomination, diffèrent cependant beaucoup sous le rapport de leur caractère essentiel. Celui dont il est ici question est produit par la racine même qui reçoit le pivot de la dent artificielle; voilà pourquoi tous les moyens employés jusqu'à présent pour le détruire ont été infructueux; car, pour guérir une maladie, quelle qu'elle soit, il faut en enlever la cause. Dans cette circonstance, le remède serait pire que le mal, puisqu'il priverait de l'avantage de remplacer une dent essentiellement utile. Il faut donc se contenter, lorsqu'un abcès se formera, de l'ouvrir avec la pointe d'une lancette ou d'un cure-dent en or. Rarement il faut appliquer sur les gencives, dans ce cas, des remèdes irritans, dans la crainte d'y établir une suppuration qui, à la longue, de viendrait abondante, et causerait la chute de la dent pivotée et l'ébranlement des voisines. Les parois qui forment les alvéoles de la mâchoire supérieure, dans lesquelles sont articulées les incisives, se ramollissent et s'exfolient avec une promptitude désespérante.

Au reste, il est facile de prévenir tous ces inconvéniens, qui ne sont que trop multipliés, ou d'y remédier. Il ne s'agit, et cela paraît d'une nécessité indispensable, que de confier la bouche des jeunes sujets aux soins d'un dentiste expérimenté qui, par une conduite prudente et une sage prévoyance, fera disparaître les difformités, en ôtant, s'il en est besoin, quelques unes des dents de remplacement dont l'existence deviendrait si préjudiciable à celles qui, dans la suite, doivent se ranger dans un ordre aussi agréable qu'il est utile à leur conservation.

Le second avis concerne les adultes : il est

très-utile, et même nécessaire, qu'ils aient soin de leur bouche. Mais comme, malgré toutes les précautions que l'on peut prendre, il est des dents sur lesquelles il se forme beaucoup de tartre, qui, par sa nature plus ou moins corrosive, tend à altérer les gencives et à carier les dents; il est indispensable, lorsqu'on est dans ce cas, de faire nettoyer ses dents de temps à autre. Ces conseils sont plus salutaires qu'on ne le pense. Il est des vérités sur lesquelles on ne peut jamais trop insister; l'expérience m'a démontré que celle dont il s'agit est de ce genre, puisque, malgré le soin que presque tous ceux qui ont écrit sur cette matière ont eu de la répéter, j'ai eu une infinité d'occasions de voir des personnes dont les dents auraient duré quinze à vingt ans de plus, si elles avaient été nettoyées lorsque le besoin s'en est manifesté.

Mouton dit aussi avec raison, dans son Essai d'Odontechnic, page 26, que *le tartre* et *la carie* sont les deux fléaux de la bouche qui donnent le plus d'occupation aux dentistes.

CHAPITRE III.

DU PEU DE SOIN QU'ON A DE LA BOUCHE DES ENFANS
DANS LES PENSIONS ET DANS LES FAMILLES.

—

C'est à l'âge où les jeunes personnes devraient rester sous la surveillance maternelle pour tout ce qui tient aux soins physiques, qu'on est forcé de les placer, pour leur instruction (chose très louable sans doute), dans des pensions souvent éloignées. Il serait injuste de ne pas convenir que plusieurs de ces utiles institutions sont, en grande partie, dirigées par des femmes bien nées, d'un mérite distingué, qui, joignant avec art l'utile et l'agréable, prennent alternativement, pour l'éducation physique de leurs élèves, des soins aussi touchans, aussi assidus que pour leur instruction morale. Ces femmes respec-

tables, dignes de l'estime et de la vénération
publique, sentent combien il est important
que ces deux objets essentiels marchent ensemble, occupent leur attention journalière,
et qu'il y va de leur intérêt et de leur honneur
d'avoir aussi soin de cultiver le corps que l'esprit des enfans dont elles doivent se regarder
comme de secondes mères.

Mais malheureusement, un grand nombre
ne répond point aux vœux des pères et mères
de famille, qui, trop souvent trompés par
l'apparence et la localité séduisante de quelques unes de ces maisons dont ils se décident
à faire, sans réflexions, un choix précipité, de
même que par le ton persuasif d'un prospec-
tus, par une enseigne pompeuse, et même la
recommandation de quelques intéressés, se
repentent, mais trop tard, d'avoir confié ce
qu'ils ont de plus cher à des pédantes mercenaires, à des calculatrices avares, plus
envieuses de profits que de réputation : aussi,
n'est-il pas rare de voir des demoiselles de
quatorze ou seize ans, avec des têtes dignes

du pinceau de Raphael, avoir des dents qui font peur.

J'entends cependant dire à des mères qu'elles paient *des mémoires de dentiste*, ou convenir qu'elles avaient cru, en plaçant leurs filles dans telle ou telle maison, qu'il y en avait un régulièrement attaché à la pension où sont leurs enfans. Mais je dissuade de cette erreur, toutes celles qui veulent me consulter sur l'état de la bouche de ces êtres faibles, en leur disant qu'il y a très peu de dentistes attachés aux pensions; que même les maîtresses de ces maisons ne paraissent songer qu'à la seule opération de l'extraction d'une dent, quand elle fait souffrir depuis long-temps celles qui s'en plaignent; qu'elles-mêmes, s'occupant à peine du soin de leur propre bouche, ne songent guère, ou point du tout, à s'occuper de celles des autres. Elles ne manquent pas de dire que la propreté est une vertu, pour avoir l'occasion et le droit de réprimander avec aigreur la jeune personne qui aura négligé de laver sa figure et ses mains, ou de lui infliger des pei-

nes plus graves que le délit ; car, à combien
de pénitences et de mortifications ne la con-
damne-t-on pas, surtout si son corset n'est
pas bien sanglé, système si pernicieux !

Au seul mot de corset une foule de ques-
tions se présentent à l'esprit. D'abord qu'ap-
pelle-t-on corset? à quelle époque l'usage en
a-t-il été introduit? quels changemens la mode
lui a-t-elle fait subir? quelles sont ses différentes formes et quelle est la meilleure? quels
avantages peut-on se promettre de l'emploi
du corset et quels inconvéniens peuvent résulter de son application? enfin, doit-on proscrire ou faut-il conserver les corsets? Tels
sont, en résumé, les élémens de discussion
sur un sujet qui semble, d'une part, exiger
toute la gravité d'une étude sérieuse, et cependant permettre aussi des remarques piquantes,
dont assurément nos lectrices seraient elles-
mêmes prodigues si elles tenaient ici la plume.

Mais voici venir un homme du premier mérite, écrivain audacieux, qui a osé tout dire,

et nous lui laissons la responsabilité de cet article.

Voici comment s'exprime le docteur Fournier :

« On nomme *corset* un vêtement qui embrasse une grande partie de la poitrine des femmes, la totalité de la région abdominale, et se prolonge, selon l'occurrence, jusqu'à la région pubienne. L'objet du corset est de soutenir la taille, de maintenir le tronc dans une rectitude convenable, sans pourtant s'opposer à la liberté de ses mouvemens ; de diminuer, ou du moins de dissimuler le volume du ventre lorsqu'il acquiert une grosseur disproportionnée, soit à raison de l'obésité, soit par suite d'accidens qui peuvent être de différente nature, mais qui, le plus communément, surviennent à la suite des accouchemens. Le corset ne doit point exercer une compression susceptible de gêner l'action des muscles ni celle des viscères de la poitrine et de l'abdomen. Tout corset qui ne remplit point ces

conditions est vicieux et même nuisible. L'hygiène doit en proscrire sévèrement l'usage. »
Nous indiquerons, dans la suite de cet article,
quels sont ceux que l'on peut, sans inconvénient pour la santé, employer comme
moyen cosmétique, et dont on peut faire une
application orthopédique.

Les dames portaient habituellement il y
a moins de trente ans, et portent encore,
dans beaucoup de provinces, un petit corset
fait de basin et sans baleines ; il s'attachait
immédiatement sous la gorge, en sorte que
les seins en étaient soutenus sans être comprimés ; des rubans placés de distance en distance servaient à nouer le corset, de manière
qu'il contenait l'abdomen et ne s'opposait
point à l'ondulation de ses viscères. Ce vêtement, qui était élégant et gracieux, se portait
en déshabillé.

Il y a encore très-peu d'années que les
corsets, connus généralement sous le nom
vulgaire de *corps*, étaient garnis de baleines

et même de plaques de fer ; ils étaient, pour
me servir de l'expression de Buffon, de véritables cuirasses qui, imaginées pour soutenir
la taille et l'empêcher de se déformer, cau-
saient plus de difformités qu'elles n'en préve-
naient.

Ces corsets baleinés sont un reste du costume germanique, qui partageait le corps des
femmes en deux parties ; on ne voit plus de
modèles de ce vêtement que dans les tableaux
que le mérite des peintres qui les ont exécutés
a fait passer jusqu'à nous. « Une des principales révolutions à établir dans la cosmétique, a
dit le savant et spirituel auteur de l'Histoire
naturelle de la femme, M. le docteur Moreau,
de la Sarthe, c'est de changer entièrement le
costume occidental, dont il nous reste encore
quelques vestiges, et qui, en partageant le
corps en deux parties, sépare ainsi, de la manière la plus ridicule, le *torse* et les membres
que la nature a réunis par une transition si
agréable. Il importe, surtout, de proscrire
pour jamais la partie supérieure de ce cos-

tume gothique ; ces corsets baleinés, qui déforment la taille et le sein, qui couvrent le plus beau corps des stigmates de la souffrance. »

Ces machines aussi incommodes qu'elles sont devenues ridicules depuis que nos femmes ont donné une juste préférence à l'élégant costume des grecques ; ces corsets baleinés, dont l'usage n'est point tout-à-fait aboli, exercent, sur la santé, une influence dangereuse, qui, dès long-temps, aurait dû les faire proscrire. Ils compriment la boîte osseuse de la poitrine, gênent les mouvemens des organes pulmonaires, et rendent la respiration aussi pénible que laborieuse. Tout le monde sait que le *torse* humain forme un cône dont la base est en bas, tandis que les corsets forment pareillement un cône dont la base est en haut, en sorte que cette forme bizarre, jointe à l'inflexibilité que donnent à ce vêtement les baleines et même les lames de fer qu'on y adapte, tend à diminuer la force et le volume des muscles du tronc, qu'ils compriment incessamment. Dans cet état, leur action est si faible qu'ils ne peuvent plus soutenir le poids du corps. Cette pression affaisse les mamelles, les déforme, augmente leur volume, et force leurs hémisphères à se rapprocher; au lieu de deux globes élégans, on ne voit plus qu'une masse dont le spectacle offense l'œil le moins difficile. Les mamelons immédiatement froissés, comprimés, ne peuvent atteindre chez les jeunes personnes, au degré de développement voulu par la nature pour la fin à laquelle elle les destine. Les aisselles génées par cette cuirasse font paraître les seins plus volumineux qu'ils ne le sont; ils grossissent souvent, en effet, d'une manière disproportionnée; et, dans tous les cas, ils perdent cette élégance de forme, l'un des attraits les plus séduisans de l'autre sexe. On a vu des femmes emprisonnées dans leurs corsets, afin de paraître moins puissantes, éprouver des spasmes, des convulsions et des évanouissemens, auxquels on ne pouvait remédier qu'en se hâtant de les mettre en liberté. Outre ces accidens, l'usage des corps baleinés détermine encore les maladies les plus graves, telles sont les indigestions, les apoplexies, les engorgemens des viscères de l'abdomen, particulièrement du foie ; ils sont des causes communes de hernies, en s'opposant aux ondulations des viscères de l'abdomen, qu'ils compriment toujours inégalement chez les femmes grasses, et chez lesquelles ils tendent à s'échapper par les endroits qui leur offrent le moins de résistance, ils produisent aux seins, en les meurtrissant, des engorgemens glanduleux, d'où résultent ces squires funestes, douloureux, précurseurs d'une mort presque infaillible.

L'entrave des corps à baleines, chez les jeunes personnes, s'oppose au développement de la poitrine et de ses viscères. Beaucoup d'entre elles deviennent phthisiques par la seule habitude qu'elles ont de porter ce vêtement ; d'autres n'ont été bossues que par l'effet de la compression inégale qu'il exerce sur les os encore si peu denses de la poitrine, compression qui force le corps de garder une attitude gênée et contraire à ses habitudes naturelles.

L'un des inconvéniens les plus ordinaires des corsets baleinés, est de rendre l'épaule droite des femmes bien plus grosse que la gauche, parce que la première étant celle qui est accoutumée à se mouvoir et à favoriser la gesticulation, se met plus facilement en liberté, et prend, par cette raison, un accroissement dont la gauche est privée, parce qu'elle demeure constamment sous l'empire d'une compression perturbatrice. Winslow qui, comme tous les praticiens éclairés, s'est élevé contre l'usage des corsets baleinés, et en a démontré les inconvéniens, a remarqué que les côtes inférieures des jeunes filles qu'on assujettissait, de son temps, à porter ce vêtement, étaient sensiblement abaissées, tandis que chez les femmes du peuple qui ne se servaient point de corsets, la portion cartilagineuse de ces os est naturellement plus relevée.

D'après cet exposé, tous nos lecteurs auront la même opinion que nous sur le danger qu'il y a de se vêtir de corsets baleinés, non-seulement pour les enfans, mais encore pour les femmes les plus robustes. La raison les a proscrites de tout temps, mais la mode et les préjugés, plus puissans que la raison, ont perpétué l'usage de ce vêtement, d'ailleurs si incommode. Un souverain qui, dans le dix-huitième siècle, honora la pourpre par son humanité et par ses vertus austères, le philosophe Joseph II essaya vainement d'abolir la coutume des corsets dans ses états; il rendit un décret impérial par lequel était défendu l'emploi des corsets et des paniers. Il faut l'avouer, ces précautions furent infructueuses; et, l'opprobre répandu sur un costume consacré par des siècles d'ignorance, ne produisit point l'effet désiré. Cependant, ce que n'avait pu faire l'autorité des lois, unie à celle du bon sens, l'empire de la mode l'a obtenu sans efforts; l'usage des corsets baleinés et ferrés est presque entièrement abandonné à Paris et dans les grandes capitales. Mais combien de femmes de la province, surtout des provinces septentrionales et des pays étrangers sont encore attachées à ce costume bizarre et dangereux ! C'est pour elles qu'il a fallu insister, dans cet article, sur les inconvéniens qui en résultent. Leur intérêt, bien entendu, devrait les engager à ne se servir d'aucune de ces entraves auxquelles un fatal aveuglement les assujettit, sous le pré-texte trompeur de conserver ou d'embellir leur taille. Il est des femmes qui n'ont même point cette frivole excuse, car dans certaines contrées, la forme des corsets baleinés tend à produire un effet tout contraire à celui qu'en attend la coquetterie. J'ai vu dans divers états d'Allemagne, chez les personnes de la classe commune, les femmes et les filles se vêtir d'un corset qui couvre toute leur poitrine ; la gorge en est aplatie, les glandes se dessè-chent, et l'on ne voit plus, à la place des jolis globes façonnés par la nature, qu'une masse celluleuse, qui n'offre rien que de re-poussant au regard et au toucher.

Les dames romaines portaient un corset élé-gant ; c'étaient de tous leurs ajustemens le plus brillant. Il paraît que dans l'origine, ce vêtement avait pour objet unique de relever la gorge, et que les femmes, par la suite, s'en servaient pour diminuer leur ventre et dessiner leur taille. Les jeunes personnes employaient une bande ou ceinture pour se serrer le sein et le relever.

Le Phédria de Térence dit à son valet, en lui parlant d'une beauté inconnue, dont il avait été frappé : « Cette fille n'a rien de commun avec les nôtres, à qui leurs mères s'efforcent de baisser la taille, et qu'elles obligent de se serrer le sein avec des bandes, pour paraître plus sveltes. » Ces bandes donnèrent, sans doute, l'idée des corsets adoptés ensuite par toutes les femmes de Rome, et qu'elles décoraient de toutes les parures que le luxe et l'envie de plaire pouvaient imaginer. Nous ne savons pas jusqu'à quel point ces corsets devaient être nuisibles à la santé ; il est probable que le désir de paraître plus minces devait engager les femmes replètes à les serrer avec force, comme elles le font encore aujourd'hui ; mais elles n'a-

vaient point imaginé d'y mettre des baleines,
et conséquemment leurs corsets devaient être
moins inflexibles que ceux des élégantes des
siècles modernes.

Dans l'Inde, beaucoup de femmes, et particulièrement les bayadères, font un usage
d'un corset à la fois élégant et commode, dont
l'objet spécial est de conserver à la gorge sa
forme sphérique et son élasticité. Chaque
globe est renfermé dans un étui fait d'une
étoffe qui a été tissue avec une écorce très-
fine, d'un arbre qui croît dans l'île de Mada-
gascar. Ces étuis, auxquels on a donné la forme
des appas qu'ils doivent renfermer, sont d'une
couleur analogue à la peau des femmes qui se
les appliquent; l'étoffe en est si élastique et si
fine, que l'œil trompé croit découvrir une
gorge nue; il en aperçoit les mouvemens qui
ont lieu simultanément avec la respiration,
et qui attestent la fermeté et la cohésion de
ces organes si susceptibles de se ramollir. Le
toucher, même le plus subtil, ne saurait re-
connaître l'enveloppe d'avec la partie qu'elle

lui soustrait, pour l'empêcher de se flétrir prématurément. Cette précaution est si favorable à cette fin, que les bayadères conservent la beauté de leur gorge jusqu'à un âge très-avancé, c'est-à-dire au-delà de leur trentième année; car, c'est réellement dans ces climats qu'il est juste de dire des femmes qu'elles ne sont plus jeunes à trente ans. Aussi les bayadères ne quittent-elles jamais leur corset; elles le gardent dans leur lit, et ces séduisantes prêtresses de la volupté ne s'en dépouillent que très-rarement, et avec la plus vive répugnance, pour l'amant le plus chéri et le plus favorisé, dans ces instans où une femme éprise n'a rien à refuser à celui qui règne sur son cœur. Le corset des bayadères se noue par-derrière, et ne cause aucune gêne à celles qui le portent. Les historiens qui ont publié qu'elles se couvraient la gorge avec un étui d'ivoire, ont écrit sur des mémoires infidèles. M. de Jouy, si avantageusement connu dans la littérature, a recueilli, pendant un long séjour fait dans l'Inde, les détails que nous venons de rapporter, c'est lui qui a bien voulu nous les communiquer ; nous tenons aussi de cet écrivain que les bayadères, lorsqu'elles se parent, enrichissent l'étoffe qui couvre leur gorge des ornemens les plus rares et les plus brillans ; les perles, les rubis et les diamans les plus précieux y sont semés avec autant de goût que de profusion.

Le corset indien ne convient ni au costume européen ni à nos mœurs ; et, comme ceux dont l'usage est adopté par la mode ont des inconvéniens graves, nous proposons aux dames de leur substituer une ceinture élastique, placée de manière à écarter les épaules plus ou moins fortement, selon la propension qu'auraient les femmes, et les jeunes personnes surtout, de laisser aller leur corps en avant. Il faudrait n'employer le corset que comme des moyens orthopédiques, prescrits par les gens de l'art, et confiés, quant à leur exécution, à d'habiles mécaniciens. Cependant, comme nos conseils ne seront pas généralement adoptés, et que la plupart de nos dames veulent avoir une taille et svelte et mince, malgré l'embonpoint et le développement que le ventre acquiert par l'âge et à la suite des gestations multipliées ; puisqu'elles veulent montrer, en dépit des ravages du temps, une gorge relevée et élastique dont les hémisphères soient bien distincts, il leur faut des corsets ! Mais qu'elles en portent au moins qui n'aient aucun des inconvéniens graves attachés aux corsets baleinés, aux corsets dont les bretelles meurtrissent les aisselles, les froissent jusqu'à altérer la couleur et la qualité de la peau, qui devient brune et rugueuse, qui s'écorche et s'ulcère quelquefois, et qui, en comprimant les clavicules, y font naître des endurcissemens glanduleux qu'il faut ensuite extirper. Les corsets que construit aujourd'hui le sieur Delacroix, habile mécanicien, qui a obtenu le suffrage des médecins, pour la perfection avec laquelle il travaille, méritent d'être indiqués au beau sexe. Ces corsets, d'une étoffe de toile appropriée, sont élastiques, fermes et légers à la fois ; ils sont parfaitement adaptés aux contours de la poitrine et du ventre, qu'ils soutiennent et empêchent de se déformer ; ils ont l'avantage d'écarter les épaules, de relever la gorge sans la comprimer, d'en séparer les hémisphères, d'en faire briller les formes élégantes, d'en diminuer l'énormité, de faire valoir, de renfler celles qui pèchent par un excès contraire. Dans le cas d'une extrême petitesse de la gorge, l'habile artiste est parvenu à la simuler, avec la plus extrême fidélité, par un mécanisme adapté au corset, et qui trompe le toucher aussi bien que l'œil. Voici l'idée générale qu'on peut se faire des corsets, dont nous empruntons la description à M. le docteur Firiau : 1° le devant du corset est monté avec des ressorts élastiques, plus étendus et plus mobiles à la partie inférieure, pour s'accommoder à la plus grande mobilité des côtes en cet endroit; 2° la partie postérieure des épaulettes est aussi montée avec des ressorts élastiques, pour ne pas gêner les mouvemens de l'épaule et du bras; 3° des goussets élastiques placés sur les parties latérales et postérieures du tronc, embrassent la saillie des hanches et se terminent par des jonctions circulaires qui retiennent le corset au bas, et l'empêchent de remonter; ces jonctions ont encore l'avantage de prévenir les inconvéniens attachés aux jonctions circulaires, qui gênent toujours plus ou moins la circulation dans les extrémités inférieures, et disposent aux varices; 4° dans le cas où une épaule, manifestement plus basse que l'autre, a besoin d'être soutenue et élevée graduellement, le sieur Delacroix adapte avec avantage à ces corsets une petite mécanique également simple et ingénieuse; cette machine se compose principalement d'une tige mobile à crémaillère, qui engrène dans les dents d'un pignon ou petite roue qu'on fait mouvoir au moyen d'une clef placée dans un trou carré pratiqué au centre de la roue; la tige se termine en haut par un croissant matelassé qui embrasse et soutient le bras et l'épaule, qu'on peut ainsi élever ou abaisser à volonté, suivant le sens dans lequel on fait tourner la roue. L'addition de cette machine n'augmente point le volume des corsets, et ne cause pas la plus légère incommodité. Le sieur Delacroix, à qui l'orthopédie doit une foule d'applications ingénieuses de son art, varie la forme de ses corsets selon les circonstances, et les adapte aux difformités qu'ils sont destinés à combattre ou à prévenir, lorsqu'il en est temps encore. Nous nous proposons, dans l'article *Orthopédie*, de faire mieux connaître toutes les inventions qui sont dues à cet excellent mécanicien.

Depuis que les femmes ne portent plus de corsets baleinés, elles y ajoutent une lame de baleine, le plus souvent d'acier, qu'on nomme busc, et qu'on introduit dans une coulisse qui partage le corset en deux, de telle sorte que l'une des extrémités de ce busc sépare, en les froissant, les deux hémisphères de la gorge. Ce busc, large de deux ou trois travers de doigt, est appliqué sur la poitrine, l'estomac et tout le reste de l'abdomen jusqu'au pubis. Cet instrument, qui a fort mauvaise grâce, a l'inconvénient d'exercer une compression inégale, et, par conséquent, incommode. Le sieur Delacroix l'a banni de ses corsets, et y supplée par la manière ingénieuse dont il construit ceux-ci, qu'il adapte parfaitement aux parties qu'ils doivent contenir. Ceux qu'il fait pour les jeunes personnes, ou pour les femmes qui n'ont point un gros ventre, ni une gorge qu'il faille diminuer ou augmenter, par le secours de l'art, sont d'une extrême simplicité, ils soutiennent uniquement la taille et les seins.

Beaucoup de femmes, non contentes des avantages qu'elles retirent des corsets élastiques, veulent encore qu'ils servent à les faire paraître minces, malgré leur embonpoint ; à cet effet, elles se font lacer avec tant de force, qu'effectivement leur taille diminue d'une manière sensible, au risque de demeurer raides comme des statues, et qu'ainsi cruellement ficelées, elles courent à chaque instant le danger d'étouffer. Ce sont surtout les femmes obligées de paraître en public qui ont recours à cette espèce de torture. On en voit qui, à force d'être serrées, se trouvent mal au milieu de leurs exercices ; quelquefois, c'est là le plus fâcheux pour leur amour-propre, les efforts qu'elles font afin de respirer, permettent à leurs seins de s'échapper des cruelles entraves où ils étaient retenus. Si elles savaient combien cette pratique est vicieuse pour leur santé, et combien elle leur donne mauvaise grâce et les fait paraître ridicules, elles consentiraient à paraître un peu plus grasses, et se borneraient à se vêtir d'un corset élastique qui soutiendrait suffisamment leur taille et releverait leurs appas.

Je reviens maintenant à notre sujet.

Tandis que l'examen de la bouche, qui devrait être l'objet d'une surveillance bien plus sévère, est indéfiniment ajourné, on néglige de le faire, quand on passe en revue les pensionnaires, qui, n'y attachant alors aucune importance, pensent beaucoup plus à entretenir la blancheur de leurs mains que celle de leurs dents, à soigner leurs ongles qu'à prier qu'on leur fasse limer une ou deux dents qui commencent à se carier, ou d'en redresser qui rendent leur bouche difforme, et déparent l'un des plus beaux agrémens, l'un des plus beaux titres à l'avantage de plaire et de charmer.

L'expérience prouve, contre la répugnance de ceux qui craignent l'emploi de la lime sur les dents, que cette opération n'est pas dangereuse ; et d'ailleurs, sans cet instrument, manié par une main habile, comment conserverait-on les dents dont l'émail et la substance osseuse ont été détruits par la carie ? L'usage de la lime pour les dents date du premier siècle de l'ère chrétienne : c'est à deux médecins célèbres que l'on en attribue la première idée. Les nègres africains ne donnent-ils pas une forme conique à leurs incisives en les limant avec une grande adresse ? Mais malgré les heureux effets que la lime peut produire, il faut cependant convenir que son usage doit être réglé par l'état de santé de ceux qu'on opère, par leur âge et le degré que leur a fait atteindre l'accroissement.

Une mère, en abandonnant sa fille à des soins étrangers, doit s'informer s'il y a un dentiste attaché à la maison où elle doit être élevée. Un des premiers soins d'une institutrice intelligente, et jalouse de mériter de plus en plus la confiance des parens qui lui donnent la préférence , doit donc être aussi de faire choix d'un dentiste éclairé, et non d'un barbare ignorant, comme on en compte beaucoup au dehors, et même dans la capitale ; qu'on se procure souvent à vil prix, et qu'on peut appeler un véritable *arracheur de dents*, parce que effectivement il arrache et ne sait point conserver, ce qui doit faire redouter ses opérations hasardées, brusques, irréfléchies , et qui plus est, cruelles.

Il n'est pas rare de voir des hommes qui n'ont pas la moindre notion de l'art de guérir, être assez effrontés pour entreprendre de faire des opérations qui exigeraient toute l'habileté, toute la prudence d'un homme instruit, et dont le résultat est accompagné souvent des suites les plus graves. On lit dans Fauchard, qu'un coutelier, sans doute parce qu'il faisait des instrumens pour les dentistes, se mêlait d'extraire des dents. Un jour, dit cet auteur, il voulut ôter une petite molaire de lait qui était noire, et devait bientôt tomber : surpris de ce qu'elle n'avait pas de racines, il crut que celles-ci étaient restées dans l'alvéole ; son opinion s'affermit en voyant la dent de remplacement qu'il prit pour la racine elle-même : alors , il entreprit de l'ôter ; mais combien ne dut-il pas être étonné ! c'était une dent entière destinée à remplacer celle dont il avait ôté la couronne. Aussi adroit que fourbe et éhonté, il ne laissa pas connaître aux assistans son erreur que le temps seul fit découvrir.

Mademoiselle Ch...., à Munich, avait une dent molaire de sept ans à la mâchoire inférieure, du côté gauche, cariée à sa partie latérale extérieure. Elle consulta un dentiste de cette ville ; il lui dit qu'il fallait extraire la petite molaire, qui était très saine, afin d'avoir de la force pour plomber l'autre ; et cependant un seul coup de lime a sauvé les deux dents! Comment, dans un temps où l'art a fait de si grands progrès, existe-t-il des ignorans qui osent le professer sans en avoir la moindre notion ?

Mais revenons aux précautions qu'il faut

prendre relativement à celui auquel on confie le soin de la bouche des enfans dans les pensions.

Une fois le choix fait d'un dentiste, il faut qu'une maîtresse de pension exige qu'il vienne visiter deux fois par mois toutes les bouches ; et si, d'après cette convention expresse, il n'est point assidu, s'il s'expose au reproche de montrer de la négligence, c'est qu'il n'est ni l'ami de son art, ni de sa réputation, ni même de l'humanité. Il faut, sans hésiter, en choisir un autre, parce qu'un enfant qui arrive à l'époque des secondes dents, et dont la bouche est négligée, se trouve exposé tout à coup à une foule de maux imprévus qui altèrent insensiblement, affaiblissent et finissent par détruire sa constitution, ce qui le condamne à traîner une vie languissante et à dépérir à vue d'œil. La preuve de ce que j'avance, c'est qu'il est rare qu'un enfant perde ses dents de lait sans qu'elles soient presque toujours cariées. Il ressent de la douleur dans un des côtés de la bouche ; alors, il cesse d'y porter des alimens, parce que leur pression, le chaud ou le froid lui causent de violentes douleurs. Il n'ose pas se plaindre, dans la crainte qu'on lui ôte une dent; alors, le tartre s'empare de toutes à la fois. Le contact de celle qui est cariée avec celle qui ne l'est pas est la cause, qu'en quelques mois, trois ou quatre dents sont entièrement perdues. Les ulcères, les aphthes surviennent; la bouche est toute enflammée; l'enfant est attaqué d'une forte fièvre; il ne consent à prendre que des liquides; ils lui sont insupportables; on appelle un médecin, et, suivant l'usage, il prend le pouls qu'il trouve agité; il regarde la langue qui est alors saburrale, les bords très rouges. Il ne peut douter, d'après ces symptômes, que c'est un embarras gastrique. Il fait vomir et purger le malheureux enfant qui a déjà l'estomac délabré. Après de telles secousses, fruits de l'imprévoyance ou de la négligence, comment ne verrait-on pas une foule d'êtres malingres, mélancoliques, n'osant rien manger dans la crainte d'avoir une indigestion, qui sont à charge à eux-mêmes et aux autres, indifférens sur tout,

repoussant ce qu'on leur offre, ne pouvant
écarter d'eux le sombre chagrin, le dégoût et
l'ennui qui les entoure, et finir tristement
sans avoir compté un instant de bonheur et
de jouissance? Qu'on ne m'accuse pas d'exa-
gération, si j'affirme et si je soutiens que c'est
au peu de soins qu'on a de la bouche des enfans, ou à l'impéritie des hommes appelés à
les traiter, à les guérir, que sont dues tant de
constitutions frêles et débiles.

Institutrices attentives et soigneuses, on
doit vous combler d'éloges, lorsque vous ai-
mez à prodiguer les soins qui vous honorent
à mes yeux.

Mais vous, espèces de maîtresses qui négligez les enfans qui sont autant de trésors pour
ceux qui vous les ont remis dans les mains,
le blâme doit vous atteindre et vous punir,
puisque vous montrez aussi peu de vertus,
qu'on se plaisait à vous en supposer dans la
noble profession que vous exercez.

Si, dans ce petit ouvrage, je déclare franchement la guerre à la stupide insouciance, à l'imprévoyance, à la présomptueuse incapacité, que je me suis permis de combattre avec toute l'énergie d'un homme de bien, profondément indigné de leur permanente opiniâtreté, c'est que les maux qui en résultent et que je vois avec douleur déborder tous les jours, m'affectent vivement en les épiant, en les étudiant pour pouvoir en diminuer la masse quand ils me semblent incalculables. Il m'a donc fallu prendre la ferme résolution de soulever contre ces vrais fléaux, les âmes froides qui ne se doutent pas même de l'influence maligne qu'ils exercent et des ravages qu'ils occasionent.

Tonner contre des abus aussi crians, c'est coopérer à extirper un vice qui pèse sur la plus intéressante portion des générations naissantes ; c'est éclairer les bien intentionnés de tous les pays ; c'est servir utilement le sien ; c'est rendre service aux familles qui font des sacrifices en pure perte, souvent au-dessus de leurs facultés, et même aux plus distinguées, soumises encore à une foule de préjugés vulgaires et dangereux, dont elles semblent refuser de s'affranchir; c'est leur faire ouvrir les yeux sur une partie trop négligée et intimement liée à la santé, à la conservation des tendres objets de leur affection; c'est, enfin, les convaincre de la nécessité d'user d'une prévoyance que commandent à la fois la nature, l'humanité, le devoir et la morale.

Dans tout ce qui regarde l'intérêt public, l'homme impartial et juste doit louer ce qui est bon, et blâmer ce qui est mauvais. *L'éducation physique des enfans* ne doit-elle pas, par exemple, fixer l'attention de tous les chefs de famille en général, qui, pleins de confiance dans les soins qu'on a promis de donner à leurs enfans placés dans diverses pensions, se reposent entièrement sur ces promesses qu'on dirait faites de bonne foi, et ne s'aperçoivent qu'ils sont trompés que lorsqu'il est trop tard pour y remédier : c'est donc un service à leur rendre que de les en avertir. Autant je me suis plu à vanter ces maisons où l'on n'a rien à désirer et où le zèle va même au delà de votre attente pour tout ce qui regarde la santé et l'instruction des pensionnaires, autant je devrais signaler la pension de garçons la plus considérable peut-être de Paris, dans laquelle on compte près de cinq cents élèves, dont plusieurs m'ont été présentés. Leur bouche était dans un tel désordre, qu'il m'a été impossible d'y rien faire, notamment à celle du fils ou neveu de M. D..., banquier. Le jeune homme a perdu entièrement, par une négligence qui mériterait plus que des reproches des parens, les quatre incisives et les deux canines de la mâchoire supérieure à quatorze ans. Comment cela n'arriverait-il pas fréquemment, lorsque le chef de cet établissement prend cinq francs pour chaque enfant, pour le dentiste ; qu'il s'en attache un des plus famés, auquel il ne donne qu'un franc par élève, moyennant trois ou quatre visites par an, pour la totalité des enfans, faites en courant, quand il faudrait régulièrement y aller tous les quinze jours une fois, pour qu'on ait le temps de visiter plus de bouches et les bien traiter ? Je sais que M. Laforgue a refusé cet emploi, parce qu'il voulait faire son devoir, mais être mieux payé. Un autre, non moins habile, mais plus désintéressé sans doute ou plus disposé à ne prendre de peine qu'autant qu'on le paie, a cru devoir accepter.

CHAPITRE IV.

DU SOIN QUE LES JEUNES PERSONNES DE QUINZE A
SEIZE ANS DOIVENT AVOIR DE LEUR BOUCHE, JUSQU'A
CE QU'ELLES SOIENT MARIÉES.

—

C'est à quinze ou seize ans que les jeunes
personnes quittent ordinairement leurs institutrices pour entrer dans le monde, et sont
rendues à leurs familles. C'est à cet âge heureux, où la nature semble les combler de tous
ses dons, en développant en elles toutes les
facultés et tous les charmes qui les embellissent à nos yeux, qu'elles s'observent entre
elles avec une malignité jalouse, et que leur
moindre défaut n'échappe point à leur œil attentif, à leur inspection sévère. Malheur à
celle qui offre à la causticité presque inexorable des autres, soit un maintien roide, des

gestes embarrassés, une démarche lourde, des manières trop bourgeoises; elle est à l'instant l'objet des chuchotemens et des petits sarcasmes qui sont le prélude du triomphe qu'elles s'applaudissent d'avoir cru remporter sur elle. Qu'on ajoute aux défauts naturels qu'elles ont cru remarquer en elle, et qui sont passagèrement, pour la plupart, l'effet d'une timidité qu'on ne peut vaincre; qu'on ajoute, dis-je, à une toilette peu ou mal étudiée, une coiffure sans apprêts, une robe d'un mauvais goût, et mille autres riens qui la font juger sans appel, par le petit aréopage, plus enclin à critiquer qu'à applaudir, et l'on se fera une idée des épreuves par où doit passer une jeune fille qui débute dans les sociétés. Mais, excitées par l'envie qui, disons-le, est encore plus un vice du beau sexe que du nôtre, ces impitoyables censeurs ne la livrent-ils pas, sans miséricorde, à l'examen des hommes, comme pour les disposer à ne trouver en elle pas un seul des attraits qui pourraient les rendre moins sévères, et les fixer un instant en faveur de la débutante? Mais si quelqu'un s'avise de faire observer qu'elle a de très belles dents, un sourire agréable, chacune , à la dérobée , jette un coup d'œil sur la glace, pour s'examiner elle-même et avoir un sujet de comparaison. Le trop fidèle miroir fait reculer de dépit toutes celles dont la bouche maligne, mais garnie de dents jaunes ou gâtées, venait de prononcer anathème. Les caquets ne sont plus animés, ils cessent tout à coup, et les belles dents triomphent. Celles qui sont alors désespérées d'en avoir de vilaines, rougissent, sont con-fuses, et s'isolent. Eh! l'éloquent apôtre de la nature, l'immortel et sensible Jean-Jacques, n'a-t-il pas dit : *Il n'est pas de vilaine femme avec de belles dents.*

Mais qu'une jeune personne se présente, accompagnée de toutes les grâces; que, sans coquetterie, sa toilette soit élégante et relève l'éclat de sa jeunesse; qu'elle ait un teint de rose, de beaux yeux, un air noble et gracieux, une modestie naïve, elle enchante au premier abord; elle voit, dans tous les regards, l'inté-rêt, l'admiration que sa présence inspire; la critique est muette devant elle ; ses pareilles, malgré leur dépit secret, sont forcées au silence, et conviennent tout bas qu'elle est digne de tous les hommages. Mais, quand on est provoqué par un déluge d'éloges, il est impossible de ne pas répondre aux complimens qu'on reçoit ; elle veut sourire, et ses belles lèvres, une fois entr'ouvertes, laissent apercevoir, au lieu de deux rangs de perles, un difforme râtelier de dents longues, couvertes de tartre et mal rangées. Son haleine effarouche la louange : l'envie triomphe à son tour. Les adorateurs, fâchés qu'elle ait ouvert la bouche, voudraient pouvoir retenir les félicitations dont ils se repentent d'avoir été prodigues. Elle a des dents affreuses, dit-on tout bas ; quel dommage ! voyez combien elle étale de grâces en dansant ! Mais elle a une bouche que n'ose fixer son cavalier, qui semble vouloir en précipitant ses pas, éviter même son souffle. Elle parle avec justesse et sans afféterie, sans mignardise ; mais, hélas ! ce qu'elle dit, en sortant d'une bouche en désordre, n'a plus rien de suave et de séduisant. Toute sa personne avait captivé spontanément une assemblée nombreuse. On ne s'empresse plus auprès d'elle ; elle a des dents de buis ou d'ébène, attributs repoussans d'une vieillesse prématurée, qui la livrent à elle seule, malgré les autres avantages dont elle pouvait se glorifier et s'enorgueillir, mais qui ne prévalent pas, quoiqu'elle soit au printemps de son âge.

Ovide propose, comme un préservatif contre l'amour, de faire rire la jeune fille qui est mal dentée. Mais l'art ne peut-il donc pas venir à son secours de manière à la préserver de voir employer contre elle cette ruse perfide ? Hommes qui voulez plaire, faites aussi que votre bouche ne répugne pas à celle qui a su vous captiver.

> Si Chloé dans ses dents vous offre quelques appas,
> Par les vôtres, Daphnis, ne lui répugnez pas.

Une demoiselle dont la bouche était en très mauvais état, ayant chanté dans une société avec agrément, donna lieu à un mauvais plaisant, dont on demandait l'avis sur la chanson, de dire : Elle est jolie, mais *l'air* n'en vaut rien.

Voilà pourtant, et ne les perdez pas de vue, des tableaux trop vrais de ce dont j'ai eu l'occasion, comme observateur rapide, d'être témoin oculaire. Celle qui n'a pas le bonheur de réunir les qualités parfaites qui rendent accomplie, a cependant celui d'avoir de belles dents, une bouche dont l'haleine est aussi pure que le zéphir ; on oublie tout ce qui lui manque ; elle a de belles dents, elle est préférée, tandis que celle qui ne peut en montrer que de vilaines, malgré tous les autres agrémens qu'on lui trouve, et qu'elle veut en vain faire valoir, dédaignée, persifflée même, se voir exposée, dans l'âge où tous les cœurs volent au-devant de la beauté, à la désespérante fatalité de déplaire. Mais ce malheur vient souvent moins de la négligence de l'être qui l'éprouve, que de celle de sa mère. Oui, c'est un grand malheur de déplaire lorsqu'on réunit tout ce qui peut produire le contraire, car il faut, malgré la fausse austérité d'une pruderie qui, chez certains parens, n'est que trop fréquente, qu'une fille se marie; et, pour se marier, il faut bien, avant tout, commencer par plaire et convenir à celui qui désire une compagne, une amie.

Voilà ce qu'a écrit à ce sujet une demoiselle de dix-huit ans, en 1784, dans une brochure intitulée : *Moyens de plaire.*

« Le désir de plaire, dit-elle, est en général l'ambition de toutes les jeunes personnes ; quelquefois *on leur en fait un crime :* pour moi, plus indulgente pour mon sexe, je trouve que si rien n'est plus naturel que ce désir, aussi rien n'est plus légitime, puisque nous sommes destinées à faire partie de la société, que nous en sommes le lien le plus nécessaire et le plus doux; pourquoi nous serait-il défendu d'ambitionner une place dans un cœur, qui doit un jour combler nos vœux? La même raison exige que nous distinguions le mérite, et que nous y soyons sensibles. Cette sensibilité produit l'estime, l'amour, qui naît de

ce sentiment, et qui est entretenu par lui ,
a un principe juste et noble.

« Il y a des personnes d'une sévérité outrée
qui déclament sans cesse contre l'amour , sans
lequel elles n'existeraient pas, et qui l'accusent
de tous les désordres de l'univers : c'est, selon
moi, une grande injustice. L'amour est par
lui-même le lien et le charme de la société ;
mais il prend la teinte des cœurs qu'il blesse.
Dans une âme vertueuse, il donne plus d'é-
nergie aux vertus : il se dénature et se cor-
rompt dans les cœurs vicieux. En un mot,
je prétends que l'amour, qui est trop souvent
le père de tous les vices , peut et doit devenir le père de toutes les vertus.

« Mais il faut observer que l'amour , pour
produire de si grands biens , doit nous être
présenté des mains du devoir. Il faut que ce
soit lui qui détermine une jeune personne à
s'abandonner aux mouvemens naturels qu'elle
sent naître dans son cœur, et que Dieu a
placés ainsi dans le cœur de tous les hommes ,

pour former et entretenir la société, sans cela, elle court grand risque de se perdre ou de s'égarer ».

Revenons à ce que nous disions plus haut : un homme, en faisant le choix d'une épouse, serait humilié, que dans ce choix délicat on ne lui supposât pas de goût et de raison, de prévoyance et de discernement ; et, comme il n'est point de vilaines femmes avec de belles dents, et, par conséquent, pas de jolies femmes avec des dents malsaines ; la sympathie qui lie les cœurs, ne pouvant naître de ce qui répugne au premier coup d'œil, la beauté, qu'on peut appeler une véritable *dot*, manquant aux désirs de celui qui la recherche presque exclusivement, et pourrait s'en contenter, en ayant, comme on le voit souvent, une fortune suffisante pour être à l'abri des revers, il est presque toujours impossible que celle qui ne peut prétendre à produire un sentiment durable, compte sur la préférence qui sera indubitablement accordée à une autre, assez heureuse pour réunir tout ce que désire,

avec raison, un homme difficile. Mouton,
dentiste renommé, confirme mes assertions,
en disant : « On sait combien la perte ou le
mauvais état des dents peut quelquefois nuire
à la fortune. Que d'établissemens manqués par
cette disgrâce ! On voit des personnes qui
passent aisément sur quantité d'autres défauts,
dans le choix de leurs domestiques et de tous
ceux qui les approchent, extrêmement difficiles
sur cet article, par le dégoût qu'on a naturellement d'une bouche en désordre, et la pré-
vention où l'on est qu'elle indique d'autres
infirmités ».

On m'objectera que la beauté passe, et que
les qualités du cœur et de l'esprit durent toujours ; qu'on doit, en y réfléchissant, sagement les préférer. Mais, comment expliquer
cet attrait qui décide subitement et entraîne,
comme par enchantement, vers un objet ac-
compli, celui qui s'embrase à sa vue ? La
vertu a sans doute des charmes puissans ; mais
ce qui frappe les yeux et les éblouit, arrive
comme un rayon de feu, plus directement à

l'âme, et la captive, en l'enflammant plus impérieusement que les suppositions les plus brillantes, que la certitude même de l'existence réelle des qualités morales les plus parfaites et les plus séduisantes. La vertu, cette émanation de la divinité, a besoin que le tabernacle qui la renferme, impose aux yeux qu'on pourrait appeler les vedettes de l'âme. La vue d'un beau temple provoque le respect pour le dieu qu'on y révère. C'est donc son tabernacle qu'il faut continuellement parer, décorer avec un soin scrupuleux et recherché, si l'on désire voir fléchir les genoux devant eux, ou plutôt devant ce qu'ils renferment.

L'homme, cet être privilégié, est de tous les animaux celui dont les dents sont une belle parure. Aucun animal n'a la faculté de sourire comme l'homme, dont les lèvres vermeilles font ressortir la blancheur de ses dents. Le singe, qui est sa caricature, fait des grimaces : il ne sourit point. Si les canines de l'homme étaient ce qu'on appelle dans les animaux carnivores des crochets, elles déborderaient en se croisant des deux côtés de la bouche, et feraient horriblement grimacer la majestueuse face humaine, qui, dans les admirables mouvemens de ses muscles, exprime si bien tous ceux de l'âme, en peignant toutes les passions qui l'animent. Négliger ses dents, c'est donc ne pas sentir la dignité de son être.

Reprenons notre sujet.

Il est triste, mais il n'est pas ridicule d'avoir les dents mal rangées, parce qu'il est beaucoup de jeunes personnes dont les parens, cruellement sensibles, ont été effarouchés d'une opération de quelques minutes, et ont préféré laisser à de malheureux enfans, victimes de leur lâche résistance, des dents entassées les unes sur les autres, que de consentir à leur voir souffrir une douleur d'un instant. D'autres, plus répréhensibles, y mettent une indifférence dont il n'est plus temps qu'ils se repentent, lorsque tout le monde les accuse et les blâme d'être les auteurs d'un mal sans remède. Combien n'ai-je pas entendu de jeunes

personnes qui venaient me consulter sur l'état
de leur bouche, dire à leur mère : Ta tendresse pour moi m'a été plus funeste que pro-
fitable ! O combien doit être douloureux un
pareil reproche ! Combien ne doit-il pas occasioner de regrets amers à celles qui se le sont
attiré par faiblesse ou par insouciance, quand
elles auraient pu se l'épargner par une ferme
résolution d'un moment !

Mais en excusant celles qui peuvent rejeter
sur leurs parens le tort d'avoir les dents mal
rangées, nous finirons par dire qu'il est hon-
teux, impardonnable d'avoir des dents chargées de tartre ou d'un limon qu'on prendrait
pour un enduit d'oxyde de fer ou de cuivre,
et qui exhale une odeur cadavéreuse dont
l'odorat le moins susceptible se sent affecté.

Il est peu de personnes qui ne sachent très
bien quand elles ont les dents fort sales; aussi
les voit-on se pincer les lèvres en parlant,
comme si elles craignaient d'avoir justement
à rougir de les montrer, et d'être taxées d'une

malpropreté révoltante. Mais quand elles s'avisent de desserrer le *bec*, tous les nez se reculent; et, si l'on est forcé de ne pas s'éloigner d'elles, c'est qu'une espèce de pudeur retient dans cette position gênante, et qu'on n'ose pas avouer tout haut que, mettre ainsi les gens à la torture, c'est ne pas plus les respecter que soi-même.

« Celui qui n'a pas soin de ses dents, trahit par cette seule négligence des sentimens ignobles * ».

* Lavater, *Essais sur la Physiognomonie.*

CHAPITRE V.

AUX FEMMES MARIÉES.

—

Après vous avoir recommandé, Mesdames, le soin de votre bouche, étant filles, je vous invite, étant devenues femmes, à prendre encore bien plus de précautions : je dis bien plus, parce que, si étant filles vous avez désiré attirer sur vous l'attention, et surtout rencontrer et fixer un ami pour la vie, qui fût orgueilleux d'unir ses destinées aux vôtres ; autant vous avez cherché à faire naître dans son cœur ces sentimens délicieux qui font le bonheur de deux êtres rapprochés par les convenances, autant vous devez mettre de soin à les entretenir, par celui que vous prendrez de vous-mêmes ; car de quelques qualités, de quelques talens, de quelques vertus que soit douée celle qu'un homme a choisie pour être la compagne de sa vie, il faut encore qu'elle sache alimenter et conserver son attachement par tout ce que son extérieur peut offrir d'agréable. Les beautés du corps ne sont que le vernis de celles de l'âme, et quand quelque chose de fastidieux affecte les sens, et produit des dégoûts journaliers, il est bien rare que le prix qu'on attache aux qualités du cœur, ne diminue pas en proportion de celui qu'on met aussi aux agrémens corporels. Cela est si vrai qu'on voit tous les jours de jolies femmes faites pour plaire et trouver des partis avantageux, être, en quelque sorte, dédaignées par cela seul qu'elles avaient une bouche auprès de laquelle toutes les affections expiraient.

> Plus charmante cent fois que la fière opulence,
> La propreté ravit mon cœur sans violence.

Il n'est pas rare d'entendre dire à des femmes mariées, avec un ton d'indifférence affligeant : Maintenant, que j'ai des enfans, et que les

soins de mon ménage m'occupent tout entière, qu'ai-je besoin de chercher à plaire ?
c'était bon quand j'étais fille. Mais ce n'est
pas exclusivement de plaire qu'il faut qu'une
mère de famille s'occupe : ce serait une chose
fort ridicule ; mais c'est de ne pas déplaire,
ou plutôt, c'est de s'appliquer à entretenir,
dans toute sa pureté, le sentiment primitif
qu'elle a su inspirer lorsqu'elle a contracté
l'engagement sacré d'être unie pour la vie à
celui qu'elle a su captiver.

On m'objectera, sans doute, qu'il faudrait
que le sentiment d'attachement qui doit lier
deux époux jusqu'à la fin de leurs jours, fût
bien peu solide, s'il ne tenait qu'à des dents
plus ou moins belles. Je conçois aussi que,
malgré les soins qu'une femme prendrait de
l'entretien de sa bouche, elle pourrait être
assez malheureuse pour avoir de très vilaines
dents, et qu'il serait très affligeant pour elle
que ce seul motif pût attirer et diminuer l'affection de son mari. Mais je prie d'observer
que je ne parle que dans la supposition d'une

négligence impardonnable qui peut produire,
sinon l'antipathie, mais peut-être du dégoût
et par suite du refroidissement de la part d'un
homme dont la femme, faute de soins, perdrait une portion des charmes qui l'avaient
décidé puissamment à s'unir à elle.

Qu'une femme soigneuse de sa personne ne
puisse pas se garantir de la perte de ce qui la
rendrait plus intéressante et plus précieuse
aux yeux de son mari, et que le dégoût, de la
part de celui-ci, résulte de cette perte, c'est un
malheur; mais du moins, en l'éprouvant, elle
peut se dire : Ce n'est pas ma faute. Au contraire, si celle qui n'a rien fait pour rendre
durable cette tendresse exquise qui naît de
la réunion des vertus aux charmes extérieurs,
voit insensiblement diminuer, à sa honte,
ces attentions qui indiquent une constance
affectueuse, ces prévenances si douces de tous
les instants, et qui naissent du plaisir pur
qu'on éprouve en fixant un objet aimé, qu'elle
s'en prenne à elle-même; car chercher à
plaire est d'abord une preuve qu'on aime

ceux qu'on veut attacher à sa personne.
L'indifférence pour soi - même, le désordre,
l'imprévoyance, la malpropreté, vice hideux
qui dégrade tout être qui en est entaché, an-
noncent un cœur sec, point aimant, un esprit étroit, de la bassesse et des goûts ignobles; on dirait même une froideur insultante
qui éloigne les hommes, parce qu'elle les
rebute, les fatigue et les attriste. S'il était
possible de les changer et de leur ôter jusqu'aux sensations naturelles qui les font s'é-
carter ou se rapprocher de ce qu'ils recher-
chent, certes, il n'y aurait aucun risque à
courir, en ne se souciant point de leur plaire.
Mais ils sont ainsi faits, et je m'entends mieux à
redresser une dent difforme que leurs travers.

Les hommes, que la censure corrige rarement, sont tous, plus ou moins comme ces
sultans qui jettent toujours le mouchoir à la
plus belle, ou à celle qui leur convient le
plus. C'est à la femme qui a su devenir la fa-
vorite, à savoir aussi les garantir long-temps
des préférences qui peuvent lui nuire et l'af-

fliger. Quand une femme cesse de plaire et vous fait repentir du choix qu'on a fait d'elle (il faut être vrai), c'est presque toujours sa faute, à moins qu'elle n'ait un de ces bourrus farouches, irascibles et mécontens d'eux-mêmes comme de tout ce qui les entoure. Alors toute félicité disparaît autour d'elle ; l'ennui, la tristesse, l'infortune même lui succèdent, et son ménage n'est plus qu'un tombeau dans lequel elle se trouve ensevelie vivante.

Cependant répétons avec le poète célèbre, pour celles qui sont dignes de tous nos hommages :

« Le ciel a fait les femmes
Pour adoucir nos chagrins, nos humeurs,
Pour nous calmer et nous rendre meilleurs ».

Mais, où m'emporte, en tenant la plume, le désir bien excusable de m'écarter de mon sujet pour me livrer au plaisir de tracer quelques vérités utiles ! Il faut y revenir.

Les dents étant le plus bel ornement de la bouche, qu'une femme n'ouvre habituellement que pour dire une foule de choses, ou de riens aimables qui flattent plus que tous les discours de nos plus éloquens rhéteurs , il faut donc, d'abord pour elle-même, ensuite pour les autres , qu'elle soigne , chaque jour , ce dont elle fait un si agréable usage ; car les plus jolies choses proférées par une bouche que l'odorat devine avant que l'oreille les entende , perdent de leur valeur, comme les fleurs que flétrit le moindre souffle empoisonné , n'arrivent à vous chargées , pour ainsi dire , que de particules d'air putride , qui fatiguent l'attention et donnent des nausées à la place de sensations délicieuses.

Certainement une femme mariée, dont les dents mal entretenues répugnent à la vue , et font qu'on prendrait pour une grimace chaque sourire qui lui échappe , risque de causer de la répugnance à l'homme qui voudrait l'entourer de toute sa tendresse.

« La plus aimable femme est tristement changée ,
Quand son ris nous découvre une dent mal rangée.
La longueur en révolte, ainsi que la noirceur,
Et chaque homme en devient l'implacable censeur.

Qu'elle ne s'en prenne donc qu'à elle-même, si, malgré les prévenances réitérées de sa part, celui qu'elle avait su charmer, lui échappe, pour aller porter ailleurs ses soins, ses affections ou ses hommages ; qu'elle apprenne que le dégoût amène l'indifférence, d'où naît, trop souvent, l'infidélité. Ainsi les choses graves, dans ce monde, se rattachent aux choses minutieuses en apparence. Femmes mariées, tâchez donc, je vous le recommande, de conserver vos dents belles, ou du moins de les entretenir propres, puisqu'il peut arriver qu'il résulte pour vous, en négligeant des précautions très faciles, des chagrins cuisans qu'il est aisé d'éviter, et qu'une seule visite tous les ans, d'un dentiste habile, peut vous épargner. D'ailleurs, si vous avez des filles, ne devez-vous pas être en tout, leur plus parfait modèle ? Soyez sûres que si elles vous voient négliger votre bouche, elles croiront ne devoir attacher aucun prix au soin de la leur, et vous imiteront dans votre insouciance, comme elles s'empresseront de vous copier, si elles vous voient faire le plus

grand cas de vos dents et de leur propreté.

Mais tâchons de réfuter et de détruire un
vieux préjugé.

Il n'est pas rare d'entendre dire à presque
toutes les femmes mariées auxquelles il manque
des dents, qu'elles les ont perdues pendant
leurs grossesses , et qu'à chaque enfant qu'elles
ont eu , elles ont payé d'une ou de plusieurs
dents, le douloureux avantage de devenir
mère.

Ce malheur a sa source dans le fatal préjugé , qui fait croire qu'une femme enceinte
ne doit jamais faire toucher à ses dents ;
tandis qu'au contraire, c'est précisément dans
cet état qu'il faudrait apporter les soins les
plus scrupuleux, les plus minutieux même à
les conserver , à les nettoyer avec une brosse
et un peu d'eau tiède, toutes les fois qu'une
femme enceinte est obligée de vomir.

Les sucs de l'estomac, quoique joints aux

substances alimentaires, ont une action des-
tructive sur les dents. « O jeunes épouses! vous
qui payez si souvent, par des vomissemens,
les doux avantages de la maternité, ne négligez
pas de laver promptement votre bouche après
cette crise, si vous voulez conserver vos dents.
Autrement, une ou plusieurs d'elles, d'une
texture plus délicate, seront particulièrement
affectées de carie ; ensuite viendront les douleurs, qui, quoiqu'elles puissent tenir à une
autre cause, vous forceront pour votre santé
à en faire le sacrifice. L'abondance de ces
eaux qui inondent votre bouche, n'en exige
pas moins les ablutions fréquentes ; elle con-
tribueront à empêcher que vos dents n'en
perdent leur brillant. Plus d'une fois aussi,
vous avez accusé le lait de les rendre jaunes
pendant le temps que vous nourrissiez ; cette
remarque qui n'a pas échappé à un célèbre
médecin de Paris, Lorry, dans son *Traité
sur les Maladies de la Peau*, doit aussi vous
engager à veiller sur la propreté de votre
bouche, et à ne pas laisser séjourner le tartre
sur vos dents pendant l'allaitement. Il fau-

drait, de plus, les faire visiter par un dentiste, au moins tous les mois pour vérifier s'il ne se forme pas un point de carie sur quelque dent qui se perdrait en peu de jours.

Pourquoi les femmes doivent-elles moins négliger leurs dents dans l'état de grossesse, que dans aucun autre temps? C'est que nécessairement, dans cette situation forcée quoique naturelle, toute la machine étant en travail pour la formation et le développement d'un nouvel être, tous les organes sont continuellement en action. Alors l'organe dentaire étant un de ceux qui sont les plus susceptibles des diverses impressions, qui agissent alternativement ou simultanément sur toutes les parties du corps, il n'est pas étonnant que les femmes enceintes, qui doivent éprouver dans cet état des effets tout contraires à leurs dispositions habituelles, soient exposées à des dérangemens fréquens, à des infirmités passagères, dont la bouche surtout est moins exempte que le reste. Le sang devenant plus abondant porte partout, avec violence, les humeurs qu'il charrie plus

impétueusement que dans un autre temps ; et ,
de même qu'il survient des taches à la peau ,
des rousseurs, de même les gencives et les
dents doivent plus ou moins être affectées : le
limon , s'il y a déjà disposition , sera plus
abondant, plus corrosif, les caries plus fréquentes, ainsi que les douleurs qui en proviennent.

Si une femme qui a souffert des douleurs
de dents , pendant ses grosseses, a eu six ou
sept enfans, comme cela se voit communément; si, par négligence ou toute autre cause ,
elle a perdu , à chaque enfant, une dent,
quelquefois deux ; si enfin, ce qui peut arriver,
elle a, tous les ans, un enfant jusqu'à quarante ans, il ne sera pas étonnant qu'elle ait
la bouche tout-à-fait dégarnie, et qu'elle paraisse beaucoup plus âgée qu'elle ne l'est effectivement. Sera-t-il temps alors de se repentir
d'avoir si peu songé à se garantir de cette
irréparable privation, à l'âge où les femmes
ordinairement parvenues à tout le développement de leurs facultés morales et physiques ,

devraient jouir et être fières d'une existence corroborée par les dépenses que la nature , toujours active et libérale, a faites en leur donnant cette fécondité merveilleuse qui , provoquant en leur faveur les plus respectueux sentimens, les a rendues moins timides, plus confiantes, plus libres , plus vigoureuses , sans que , néanmoins, elles perdent rien de cette pureté qui commande à la fois la vénération et l'amour ?

En effet, remarque-t-on chez les vieilles filles, cette mâle fermeté qui distingue presqu'en général les femmes, mères d'un ou de plusieurs enfans; cet aplomb qui leur donne plus d'importance, en en faisant, pour ainsi dire, une classe à part dans le monde; cette franchise , cette raison qui les caractérisent et qui embellissent leur conversation ; cet ordre qui règne autour d'elles, cette surveillance attentive, cette prudence qui règlent toutes leurs actions ? C'est que les vieilles filles, n'ayant pas eu l'avantage de jouer le beau rôle de mère , pour lequel la nature les avait formées, et de devenir ainsi plus dignes des hommages et de la tendresse de l'homme, voient rarement changer pour elles les jonquilles de la langueur en roses de la santé, qui fortifie l'âme, lui donne de la noblesse, de l'élévation et de l'énergie.

On ne saurait donc trop recommander aux femmes mariées, d'avoir, pendant le cours de leur grossesse, le plus grand soin de leur bouche, pour se ménager les pures jouissances que procure une longue santé, récompense précieuse, à laquelle ne peuvent pas toujours prétendre celles qui n'ont point connu le mariage et les maux qu'il en coûte pour être mères.

Ce sera, sans doute, faire plaisir à mes lecteurs que de citer à la fin de ce chapitre, qu'il m'a fallu traiter un peu sérieusement, une lettre très plaisante, et la requête en vers qui l'accompagne. On va voir, dans cette ingénieuse allégorie, quel prix la beauté a su attacher dans tous les temps, à la conservation d'une dent, et combien elle en met à la remplacer promptement, quand elle a le malheur de la perdre.

Un homme d'esprit écrit à une de ses amies : « Mais vraiment, madame, je vous suis bien obligé ! il faut que j'apprenne par la *gazette de Cythère* ce que j'apprendrais de vous-même avec plus de plaisir ».

« Le capitaine d'une jolie barque, que la tempête a jetée sur nos côtes, nous a informés des différentes choses relatives au gouvernement des îles où Vénus règne en souveraine ; et surtout que cette déesse, qui commence à devenir âgée, a perdu une de ses dents, par aventure. C'est pourquoi, sur le rapport qu'on lui a fait, qu'il vous en était venue une depuis votre grossesse, elle vous a présenté requête pour la demander. Le capitaine de ce petit navire nous a même donné, fort poliment, copie de cette requête, et la voici : vous la lirez, s'il est possible qu'elle ne vous soit pas encore parvenue ».

Requête de Vénus à madame ***, à qui il a poussé une dent depuis qu'elle est grosse.

———

A l'aimable *** dont l'esprit gracieux
    Est aussi brillant que ses yeux :
Supplie avec instance, et sur un bon augure,
Vénus, dame de Cypre, Amathonte, Paphos,
Cythère et d'autres lieux, tant îles que châteaux,
Mère d'Amour, le roi de toute la nature :
Disant que l'autre jour, ayant imprudemment
    Voulu casser une noisette,
Une des dents, hélas ! trop fragile ornement,
Que sa bouche vermeille, appétissante et nette,
    Conservoit précieusement,
    Se brisa malheureusement.
Dont les Grâces en deuil soupirent sur l'herbette,
    Et, l'œil en pleurs incessamment,
Déchirent, de dépit, leur blanche collerette.
    Son Adonis, accablé de tourmens,
    Fait taire sa douce musette,
    Dont il jouait pour elle à tout moment,
Et la laisse aujourd'hui flotter négligemment.
    L'Amour, en proie à ses alarmes,
Abandonne au hasard son carquois et ses armes.

Les jeux volent nonchalamment ;
Les ris sont sérieux ; le plaisir tristement
Se promène étonné de répandre des larmes.
Vénus enfin , Vénus donnerait tous ses charmes
    Pour recouvrer cet agrément.
    Les Camérons, les Carmelines,
    Réparateurs de perles fines,
    Des belles bouches de Paphos ,
Ont voulu de sa dent rajuster les morceaux.
Le mastic , le fil d'or, des essences divines ,
    Tout leur art n'a rien opéré ;
Mais un jeune zéphir , son messager fidèle ,
Lui vint joyeusement apporter pour nouvelle,
Pendant qu'à ses chagrins son cœur était livré,
Que l'effort de l'hymen , qui doit vous rendre mère ,
    Vous a fait pousser une dent ,
Dont, illustre***, vous n'avez pas affaire ,
Ayant en bon état le nombre compétent.
    Ce considéré, qu'il vous plaise
    A la suppliante accorder
Cette dent qui lui manque, et qu'à vous demander
L'engage sa douleur qu'aucun secours n'apaise.
Elle, Vénus, promet aussi de vous céder
    Sa ceinture en attraits féconde,
Que la noble Pallas, pour vous en faire don ,
Lui déroba quand vous vîntes au monde.

Au surplus son fils Cupidon ,
Si de vos tendres feux , c'est un fils qui doit naître ,
Jure sur son carquois, et s'oblige aujourd'hui ,
De partager son empire avec lui.
Mais si c'est une fille à qui vous donniez l'être ,
Comme elle vous ressemblera ,
Vénus qui, tout au plus, prétend vous être égale ,
Alors , au lieu d'une rivale ,
En aura deux qu'elle protégera ,
Et qu'à jamais elle aimera.

Fait dans les bosquets de Paphos ,
Sur un tapis de fleurs , le matin jour sixième
Du mois du dieu vaillant qui forme les héros ,
L'an mil sept cent trente-neuvième.

« Comme il ne faut pas mettre les dieux de mauvaise humeur, autant qu'on peut, j'ose joindre mes prières à celles de Vénus ».

CHAPITRE VI.

AUX FEMMES AGÉES.

—

Il y a trois périodes pour tout ce qui est, et tout ce qui respire sur la terre : le commencement, le milieu et la fin.

Pour tout ce qui respire, le commencement se compose de la naissance ; le milieu, de la vie ; la fin, de la mort. La vie se compose de quatre âges : l'enfance, la jeunesse, l'âge viril, ce qui est l'âge de la force chez les deux sexes, et la vieillesse. Il y a plusieurs gradations dans ces quatre âges qui sont, l'adolescence, la puberté, la maturité, le déclin, la caducité, la décrépitude. Chaque sexe est soumis aux diverses infirmités qui sont le triste apanage de

notre être , ce qui fait dire à un poète philosophe :

« C'est au prix des douleurs qu'on paye l'existence ».

L'enfant souffre quand les dents lui viennent; l'adolescent, lorsqu'il arrive à l'époque
des dents de remplacement; l'homme fait,
lorsqu'il commence à les perdre; le vieillard
et tous, en les perdant. Ainsi, la nature, aussi
rapide, aussi active dans ses créations que
dans ses destructions, est perpétuellement
occupée à produire et à détruire. C'est donc
une allégorie fausse, que celle dans laquelle
les peintres représentent le Temps sous la
figure d'un vieillard tenant une faux à la
main, quand, ni jeune, ni vieux, le Temps,
toujours nouveau, sème et moissonne à la fois.

Un ancien adage dit : *Debetur puero reve-*
rentia. On doit du respect à l'enfant, sans
doute parce qu'il est faible et qu'il a besoin
du secours d'autrui; parce qu'il périrait si on
l'abandonnait à lui-même; parce que sa dé-

bile existence, à cette époque où il entre dans le cercle étroit de la vie, ressemble à la décrépitude qui doit le ramener aux infirmités par lesquelles il débute dans ce monde, d'où elles le feront sortir en dispersant tout ce qui est matière.

On ne s'avise jamais de ridiculiser l'infirme et chancelante enfance ; elle n'est point en butte aux plaisanteries niaises ou amères, aux sarcasmes outrageans, au rire sardonien. Les nourrices, les bonnes d'enfant, les sevreuses, comme par un égal instinct, les mères surtout s'acquittent avec plaisir des soins, souvent repoussans, qu'exigent ces petits êtres qui, à leur tour, serviront également ceux qui leur devront la vie, cette vie composée, presque sans lacunes, de soucis, de contrariétés, d'espérances, de traverses, de dépendances, d'ennuis, de dégoûts, de peu de jouissances, et de douleurs.

Outre le respect que l'on doit à l'enfance, il faut encore avoir pour elle beaucoup de patience, de tolérance, de complaisance de tous les instans. L'enfant est un petit sauvage difficile à apprivoiser. Mais si tous ces égards sont dus à l'enfance, qui ne les obtient que par sa faiblesse intéressante et les espérances lointaines qu'elle offre en échange des soins assidus qu'on lui prodigue, combien ne doit-on pas de vénération, de soins respectueux à la vieillesse, trop dédaignée de nos jours * ? On pardonne à l'enfant ses caprices, ses colères ; les infirmités de son âge ne rebutent ni ne dégoûtent ; on entoure son berceau de fleurs ; on l'accable d'offrandes ; on remplit ses petites mains de bonbons et de joujoux ; on n'en reçoit pour récompense que des larmes, mais on le couvre de baisers.

---

* Lorsqu'un vieillard paraissait dans les spectacles à Athènes, tout le monde se levait spontanément en signe de respect. Combien de jeunes gens dans ce siècle auraient grand besoin d'aller à une pareille école, car on dirait, en les voyant si peu respecter les vieillards, qu'ils semblent croire ne devoir le devenir jamais ! C'est pour cela, peut-être, qu'il en est tant qui font tout ce qu'il faut pour ne pas parvenir à une belle et saine vieillesse.

Une jeune fille, qui n'est encore qu'un bouton de rose, est l'objet de la prédilection de ses parens. On l'idolâtre : son père et sa mère ne la contemplent jamais assez ; leurs cœurs palpitent lorsqu'ils pressent contre leur sein cette innocente créature, dont les moindres caresses leur promettent des jouissances délicieuses, alors que leurs fils, entraînés par l'amour de la gloire, ou l'attrait de toute autre vocation, ne leur ont laissé, en quittant la maison paternelle, que cette fille pour toute consolation de leurs vieux jours.

Pourquoi donc, par une indéfinissable bizarrerie, sommes-nous assez insensibles, assez ingrats, pour dédaigner, ridiculiser les vieillards, les vieilles femmes, plus encore les vieilles filles, et avoir même pour ces dernières une sorte d'aversion ? Ce sexe, auquel nous devons tant, ne mérite-t-il pas à tout âge notre déférence ? *Ces vieilles* qui, trop souvent, sont l'objet des injustes mépris, non-seulement des hommes, mais des autres femmes, n'ont-elles rien fait, pendant leur longue carrière, pour être traitées avec plus de ménagemens , et se voir entourées de plus de considération , que l'esprit de frivolité qui domine dans les sociétés, que l'égoïsme et l'ingratitude presque universels, ne leur en accordent ?

Voyez cette mère courbée sous le poids des ans, dont les rides vénérables se comptent par le nombre de ses enfans et de ses petits-enfans; que ne lui doit-on pas? Partout où elle paraît n'a-t-elle pas droit aux prévenances, aux attentions, à la préséance? Saurait-on jamais la payer assez de tout ce qu'elle a fait, de ce qu'elle a souffert, pour élever une famille nombreuse? Faudra-t-il parce que de longs travaux, des chagrins, des souffrances, des maladies et l'âge, lui ont fait perdre les agrémens qui, avant qu'elle fût devenue mère, attiraient sur elle tous les regards, elle soit délaissée, livrée à elle-même, et reléguée loin du monde, dans la solitude, quand, par son expérience, souvent son esprit et ses vertus, elle a tant de quoi faire oublier quel est bien loin du printemps de sa vie, que l'inexorable main du temps a changé sa blonde ou brune chevelure en cheveux argentés, que son costume d'un demi-siècle est proscrit par la mode, et surtout que sa bouche, jadis vermeille, aujourd'hui décolorée, est presque dégarnie de ses dents?

Oh! combien, au lieu d'être à charge, ne doit pas être précieuse l'existence d'une grande maman dans une famille pour laquelle il est rare qu'elle n'ait pas consacré ses plus beaux jours, usé sa vie laborieuse, souvent dans les angoisses, les peines et les ennuis! Quand la tombe fatale la réclame, honte à ceux qui ne sauraient la regretter, ni la pleurer! car l'habitude de la voir attentive, de jouir de sa présence, de ses soins, de l'entendre raconter ce qui s'est passé sous ses yeux, ce qu'elle a su prévoir pour les siens et sa postérité, doit laisser un grand vide dans la maison dont elle est la respectable doyenne, et dans le cœur de ses enfans dont elle était le meilleur guide.

Voyez cette vieille fille qui n'a pu se marier faute de fortune ou de beauté, deux choses absolument indépendantes de nous ; vous la trouvez revêche, caqueteuse, atrabilaire, médisante, mécontente de tout, hargneuse et caustique. Vous riez de sa perruque rajeunissante, de ses falbalas antiques, de ses yeux caves, de ses joues ridées, de sa mâchoire allongée, démeublée ; vous craignez plus, dites-vous, sa langue que ses dents, parce qu'elle n'en a plus que quelques unes. Mais vous, qui semblez vous appésantir sur des défauts inséparables de la vieillesse qui vous talonne à votre tour ; vous qui ne parlez d'elle que pour la peindre en traits hideux, pourquoi verser sur elle le ridicule à pleine main ? Vous ne songez donc pas que si elle est restée fille, c'est qu'elle a préféré le célibat qui excite votre malignité déplacée, afin peut-être de ne pas abandonner un père dont elle a su consoler les vieux ans, et pour lequel elle a su remplacer tout ce qu'il avait perdu ? Elle est vieille ; elle a été condamnée par le sort, comme vous le serez peut-être, à demeurer fille ; mais son cœur n'a-t-il pas souffert du long veuvage qu'elle s'est imposée? Elle a, quoi qu'on en dise, des vertus que bien d'autres n'auraient pas le courage de pratiquer.

Vous, jeunes et sémillantes étourdies, pensez donc sérieusement que chaque pas aussi vous mène à la vieillesse. Ne serez-vous pas alors contentes qu'on use envers vous de cette indulgence que vous semblez ignorer, et qu'on doit aux défauts que donnent les années, défauts qui naissent presque toujours des contrariétés, du dépit, des privations humiliantes qu'on éprouve en l'absence des égards qu'on attend de ses semblables; dont la désolante malignité, l'accablante injustice, le froid dédain, donnent de l'humeur et la continuelle envie de s'en venger. Il n'est donc pas étonnant que des vieilles filles, telles que celles que je viens de peindre, soient vindicatives, même méchantes, inexorables, comme on l'a été envers elles, dès qu'elles ont cessé d'être jeunes.

Si l'aile de l'amour, au printemps de votre âge,
Caresse mollement votre joli visage,

Où folâtrent les ris, où brille le plaisir,

Le temps sur vous, bientôt, viendra s'appesantir,

Et de sa main de fer sillonner son ouvrage.

Alors on vous verra, retenez cé présage,

A votre tour, jeune et tendre Zelmir,

Méchante par dépit, vous irriter, gémir,

De n'avoir plus rien en partage.

Femmes, qui avez à vous plaindre des rigueurs de l'âge, que n'ai-je à ma disposition la fontaine de Jouvence, je vous inviterais toutes à venir vous y rajeunir. Mais mon art ne peut que vous empêcher de paraître moins âgées : c'est beaucoup ; je vous offre dés ressources qui sont seules en mon pouvoir.

On voit des femmes âgées avoir plutôt encore de bonnes dents que de belles. Elles doivent être extrêmement jalouses de les conserver jusqu'à la fin de leurs jours ; car c'est le dernier ornement dont elles puissent se glorifier. Ce n'est jamais impunément, pour les dents qui restent à cinquante ou soixante ans, qu'elles éprouvent le moindre choc. Les sucs nourriciers n'ayant plus cette vigueur que leur donne la jeunesse, il faut donc suppléer à cette insuffisance par les soins quotidiens que demande l'entretien de sa bouche. Quand, après avoir eu des richesses, il reste encore quelques perles, pourquoi les laisser ternir, ou se dégrader entièrement. « La propreté, vertu de tous les âges, ne doit-elle pas nous inviter, quand la vieillesse nous courbe, nous ride, nous dessèche, et nous mine en détail, à faire usage fréquemment des moyens de voiler au moins, au profit de l'amour-propre, les torts qu'elle nous fait? »

Je vois souvent des femmes de soixante ans, auxquelles il ne reste que quatre ou six dents à chaque mâchoire, et qui semblent n'y plus tenir, soit parce que le regret d'avoir perdu les autres leur donne de l'insouciance pour celles qui leur sont restées fidèles, soit parce que la crainte de les ébranler en y touchant, de les perdre, leur ôte l'envie de les entretenir. Cependant, elles pourraient, à la rigueur, les conserver; il est vrai que souvent on pourrait croire qu'un dur mastic enveloppe ces tristes reliques , et qu'il ne forme , par son amalgame avec elles , qu'une ou deux seules dents de toutes , tant elles sont chargées d'un tartre épais qui contribue à leur prochaine destruction.

« Abdal-Samud, oncle de deux premiers califes de la maison des Abbassides , a vécu fort long-temps, et n'est mort qu'en l'an 185 de l'égire , sous le califat de Haroan. On dit de lui qu'il ne perdit jamais une dent , parce que ses deux mâchoires , tant la supérieure que l'inférieure , étaient chacune d'une seule pièce ».

L'expérience prouve que les dents de cet homme étaient enveloppés d'une masse de tartre , et que , dans ces climats , comme dans les nôtres , il y a des gens qui se doutent à peine qu'ils ont des dents , ce qui , comme on le voit , leur en procure une surabondance effrayante.

Je me rappelle qu'un grand seigneur de

Cordoue, en Espagne, pendant mon séjour en ce pays avant sa révolution, vint tout exprès à Madrid pour se faire faire une opération qu'il croyait devoir être très douloureuse. La seule dent qui lui restait de la mâchoire inférieure, était une canine enduite à la longue d'un tartre très épais, et tellement devenue volumineuse par les couches successives qui s'y étaient agglomérées, que les médecins, étonnés de cette monstruosité, l'adressèrent chez moi pour en connaître à fond la cause. En voyant cette espèce de défense d'hippopotame, qui ne paraissait pas faite pour appartenir à une mâchoire d'homme, je fus vraiment stupéfait, car c'était une nouveauté pour moi, comme c'en avait été une pour les docteurs qu'on avait consultés. Après l'avoir bien examinée, je vis que cette curiosité n'était qu'un triple enduit de tartre très solide, dont la seule dent qui restait était entourée, et j'en fis aisément l'extraction. Croira-t-on qu'elle pesait deux onces et demi, et qu'elle obstruait les deux tiers de l'ouverture de la bouche, comme une petite tour restée seule au milieu des ruines d'un vieux castel.

Géreudly, chirurgien - dentiste du duc d'Orléans, en 1737, rapporte dans son *Art de conserver les dents*, page 135, un fait à peu près semblable. « J'ai vu, dit-il, une personne à qui le tartre ou tuf était devenu d'une grosseur si démesurée, qu'il s'était joint d'une mâchoire à l'autre et empêchait le mouvement de la mâchoire inférieure. Il ne restait qu'une petite ouverture pour passer le bouillon ou quelque autre chose, afin de nourrir le malade, etc. »

J'ai eu souvent l'occasion de voir des vieillards dont la langue était excoriée par le frottement perpétuel de dents tellement usées, qu'elles présentent des aspérités quelquefois aussi tranchantes que des petits morceaux de verre cassé. Il suffirait de les limer pour donner à la langue son état naturel, en la débarrassant de ces voisines incommodes. Il faut qu'on se persuade bien que cette opération, toute simple qu'elle paraisse, est de la plus grave importance. Une dame que j'ai connue est morte d'un ulcère à la langue, occasioné par une irritation continuelle, causée par une aspérité d'une grosse molaire cariée, qu'elle eut l'entêtement de ne pas vouloir se laisser limer, malgré mes instances, les représentations de son médecin et de sa famille.

CHAPITRE VII.

DES DENTS ARTIFICIELLES.

—

Tous ceux qui tirent les dents ne sont pas toujours assez habiles pour les *bien extraire*, car il se présente, à chaque instant, des difficultés nombreuses et nouvelles que la science même n'a pu prévoir, que l'expérience n'a jamais rencontrées et qui embarrassent souvent le praticien le plus exercé. Aussi ne voyons-nous que trop de personnes qui ont à se plaindre de la cruelle maladresse de ceux auxquels elles se sont malheureusement confiées. (Voyez mon Mémoire dans le *Journal de Médecine*, de juillet 1816.) Que de graves accidens n'en résulte-t-il pas ! Il est donc bien important de s'adresser, autant qu'on le peut, à un homme instruit, au lieu de s'abandonner entre les mains du premier venu, et d'avoir à craindre de s'exposer à de plus grands maux que celui dont on désire se débarrasser. Sans doute il est beau de savoir bien opérer, de savoir bien extraire les dents, et mieux encore de savoir employer les moyens de les conserver toutes les fois qu'il est possible. Mais tout cela ne suffit pas pour constituer le vrai dentiste qui doit être familiarisé avec toutes les parties de son art et les connaître parfaitement. Il en est une aussi qui demande principalement beaucoup d'intelligence, d'habitude, d'adresse et de tact, parce qu'il faut inventer, combiner les proportions, assortir, ajuster, polir et fixer avec la dextérité, et la perfection qu'on doit attendre d'un excellent mécanicien. Il s'agit *des dents artificielles*.

Pour bien mettre les dents, il faut en avoir fait, en avoir manqué des milliers; c'est l'écueil du dentiste; c'est ce qui fait sa renommée, ou l'empêche d'obtenir une réputation, car il faut qu'il sache et qu'il ait la bonne foi de dire, sans être jamais guidé par un vil intérêt, s'il est dangereux ou avantageux de remplacer une ou plusieurs dents par des dents artificielles, parce qu'il est des cas où il est nuisible d'en mettre, comme il en est beaucoup où il est extrêmement nécessaire d'en placer, pour aider puissamment à la conservation de celles qui restent.

Celui qui ne sait qu'ôter les dents, c'est-à-dire *détruire*, n'est pas dentiste. Celui qui sait et préfère les conserver, celui qui en sait faire, et, qui plus est, sait bien les mettre, c'est-à-dire sait corriger, remplacer, imiter la nature; enfin, créer, tirer pour ainsi dire, la vie de la mort, est dentiste, et un homme habile.

Un ancien praticien disait : « Puisque rien ne vieillit plus que le défaut des dents, surtout au-devant de la bouche, de quelle ressource est pour nous l'art qui, tantôt nous remet dans notre état naturel, et tantôt semble reculer la vieillesse ! »

Malgré tous ces avantages présentés, préconisés dans les écrits des savans, il n'est pas étonnant que beaucoup de personnes montrent de la répugnance à faire remplacer les dents qui leur manquent par des dents artificielles. Comment cela ne serait-il pas ? N'entendent-elles pas dire à la plupart de celles qui s'en sont fait mettre, qu'elles tombaient à chaque instant ; que c'est d'un trop gênant assujettisse-ment, d'être journellement entre les mains de son dentiste ; qu'elles changent de couleur et qu'en peu de jours elles deviennent très noires ; qu'on peut les avaler sans s'en douter ; qu'elles occasionent la chute de celles auxquelles on les assujettit ; qu'elles donnent des fluxions ou mauvaise odeur à la bouche ; qu'il est impos-sible, lorsqu'il manque plusieurs dents, de les remplacer de sorte que tout le monde ne puisse s'en apercevoir, que ces dents étaient quelquefois si mal placées, qu'elles empê-chaient plutôt la mastication qu'elle ne la facilitaient. Toutes ces absurdités ne suffisent-elles pas pour détourner beaucoup de per-sonnes d'avoir même l'envie de faire réparer le mal causé par quelque accident ou les in-jures de l'âge ; pour effrayer ceux qui perdent leurs dents, n'importe comment, et les éloigner à jamais de l'intention de se faire remeubler la bouche?

Il faut convenir et avouer avec peine que, par malheur, on s'adresse souvent à des ignorans, comme il y en a beaucoup, qui se mêlent effrontément de ce qu'ils ne connaissent pas, et ont l'audace de travailler, sans avoir la moindre notion d'un art dont ils sont la honte, sans avoir acquis le droit d'opérer, que tout honnête homme instruit s'empresse d'obtenir avant de se hasarder à exercer la profession de dentiste. Cet art difficile et très étendu, parce qu'il se rattache principalement à la connaissance de toutes les maladies de la bouche que quinze années d'observations constantes suffisent à peine pour bien traiter, et dans lesquelles on rencontre tous les jours les opérations les plus délicates et des obstacles imprévus, que le plus expert renonce à vaincre, encore plus à brusquer, en tentant une expérience, dans la crainte de compromettre sa réputation, qui lui est plus précieuse que tout le lucre provenant d'un travail hasardé et même dangereux.

L'ignorant ne voit, ne connaît point d'obstacles : aussi, que de sots en tout genre font fortune, parce que, ne prévoyant aucuns dangers, ils marchent hardiment dans la route. L'honnête homme qui réunit la probité aux lumières, hésite, par prudence et non par timidité, en se disant : Dans le doute, abstiens-toi.

L'ignorant auquel le hasard peut communément vous livrer, pour faire des opérations nécessaires dans une bouche déparée, à laquelle on peut rendre son premier éclat, ou du moins une partie, peut y causer des dégâts irréparables. Le vrai savoir seul peut imiter, surpasser la nature; l'ignorance, en voulant la seconder, la tue; en voulant la copier, la défigure, la rend hideuse; et, au lieu de louanges, elle ne recueille que blâme et que mépris.

Quand les ignorans trouvent l'occasion de

s'enrichir, peu leur importe le mal qu'ils vont faire, ou qu'ils ont fait; ils ont ce qu'ils convoitent; ils ont de l'or, ce qui vaut mieux pour eux que la plus solide et la plus honorable réputation. Ils jouissent en se disant :

« L'or change en demi-dieux des hommes inconnus,
Et dix mille louis font autant de vertus.

Aujourd'hui que l'art du dentiste ne s'étale plus sur les tréteaux de Thespis, qu'il est porté à un grand degré de perfection, et qu'on peut aisément distinguer le charlatan, le jongleur, du véritable et bon praticien, est-il donc si difficile de s'adresser à un dentiste bien famé, surtout à Paris, où les honnêtes gens instruits se sont heureusement ligués dès long-temps contre tous les empiriques, que la sagesse de tout gouvernement doit proscrire partout où ils seraient tentés de faire des dupes; sagesse qui, chaque jour, ennoblirait un état précieux qu'on rougissait autrefois d'embrasser? D'ailleurs, ne voit-on pas aujour-

d’hui dans toutes les grandes villes, autant
d’hommes distingués qui l’honorent, qu’il en est
dans la capitale? Tous les souverains de l’Europe
ne montrent-ils pas l’estime qu’ils ont pour un
dentiste expert en le titrant, en le pensionnant,
en le décorant, afin de l’attacher d’une manière
stable à leurs personnes, parce qu’ils savent
bien qu’ayant des dents comme les autres
hommes, et sujets, comme eux, à la douleur,
ils ont besoin de faire entretenir leur bouche, et de se préserver des maux aigus qui
pourraient troubler quelquefois leurs travaux
importans et leurs jouissances? Si j’ai fait
mention de ce moderne usage, autrefois
ignoré dans les cours qui, maintenant, savent
fixer utilement près d’elles des hommes de
mérite dans ce genre, qu’elles eussent naguère
dédaignés, c’est, qu’entretenant une corres-
pondance assez suivie avec la plupart de ces
confrères, honorablement privilégiés, j’ap-
prends par eux chaque jour, avec une orgueilleuse satisfaction, de quel degré de considération on a senti la nécessité de les investir,
comme pour lutter avec plus de succès contre

le triste préjugé qui semble encore les poursuivre sans distinction, et l'anéantir, en faisant approuver par l'opinion, le choix qu'on
a fait d'eux. C'est ainsi qu'on a su leur donner
une émulation noble et généreuse, qui contribue efficacement à les rendre dignes des
égards de la grandeur qui les accueille et les
récompense, sans qu'actuellement elle ait à
craindre de compromettre sa dignité, en appelant près d'elle des hommes qu'elle entoure
de sa confiance et d'honneurs. Pourquoi les
étrangers, les curieux de tous les pays qui
viennent à Paris, et ceux mêmes qui en sont
habitans, se laissent-ils éblouir par l'exposi-
tion permanente de dents postiches, de râte-
liers complets, isolés, ou adroitement ajustés
à des masques de cire qui semblent, en sou-
riant aux passans, les inviter à entrer chez
cette espèce de tabletiers qui, plutôt sculpteurs
d'os et d'ivoire, que dentistes, leur ajusteront,
comme ils l'entendront, de beaux peignes
très finis dans la bouche? Car, n'en déplaise
à ces merveilleux fabricateurs de dents bien
enchâssées dans des gencives colorées avec

art, elles sont toutes faites comme dans le moule. Leurs dimensions uniformes, régulières, comme si elles étaient faites pour la même mâchoire, sont si éloignées de celles que produit la nature, qu'elles ne sauraient supporter le coup d'œil sévère du connaisseur.

Si le fameux Curtius, dont le salon était rempli de figures de cire de sa façon et de portraits qu'il montrait sur les boulevarts, revenait au monde, ne serait-il pas tenté de croire qu'il a autant de rivaux dans tous les coins de Paris, qu'il y a de soi-disant dentistes, dont les uns, après avoir extirpé les durillons de vos pieds, vous nettoieront *très proprement* la bouche, en se servant, sans doute, pour travailler à ces deux extrémités, de la même trousse d'instrumens.

A la vue de certaines enseignes, qu'on prendrait plutôt pour celles de quelques chétifs spectacles de pantins, que pour celles de quelqu'un qui s'annonce comme faisant des opérations chirurgicales ; en voyant le même personnage tout à la fois se disant *coupeur de cors* et *dentiste*, figurer dans une caricature grotesque qui tapisse la porte des corps-de-garde et les carrefours, paraîtrait-il moins bizarre de voir au-dessus de la porte d'un parfumeur : *Un tel, parfumeur et serrurier ?* Tous ces afficheurs ne méritent pas plus de confiance que d'indulgence. Le talent qui se révolte contre eux ne saurait encourir le risque de passer, en les signalant, pour être mû par l'envie. Faudra-t-il, quand les funestes entreprises de l'ignorance empêchent qu'on le distingue et qu'il n'obtienne ni confiance, ni estime, faudra-t-il qu'il n'ose élever la voix contre ces appâts multipliés et tendus sans cesse à la crédulité, lorsque c'est encore plus pour l'humanité trop aisément séduite qu'il parle, que pour l'honneur de l'art ? Ces étalages de dents faits pour augmenter le nombre des dupes, annoncent-ils la parfaite connaissance de la forme exacte et naturelle de la mâchoire, et même des dents ? Tous ceux qui voient une poupée qui leur sourit en leur montrant des dents d'ivoire artistement rangées en apparence, admirent, s'extasient, prennent l'adresse de l'homme sans pareil qui a fait un chef-d'œuvre unique, et se gardent bien d'aller, quand ils en ont besoin, chez l'homme modeste qui opère bien et ne s'affiche pas ; et s'ils s'en repentent, il n'est plus temps d'y avoir recours.

J'invite, à ce sujet, plusieurs de mes confrères, très distingués d'ailleurs par leurs talens, et qui, pour les afficher et les faire valoir, n'ont pas besoin d'enseignes dans lesquelles on reconnaît cette vieille teinte de charlatanisme qui leur sied si peu, parce qu'ils ne cherchent point à fasciner les yeux ; je les invite, dis-je, à faire disparaître ces énormes molaires de bois peintes en rouge, qui ressemblent plutôt, avec leurs trois ou quatre racines gigantesques, à des sellettes ou des tabourets qu'à des dents, et qui éloignent au lieu d'attirer ceux qui ont besoin d'avoir recours à notre ministère : car on ne peut disconvenir qu'un tel étalage n'ait quelque chose de ridicule et de repoussant.

L'homme par excellence , *Sabatier*, d'illustre mémoire, que regretteront long-temps ceux qui l'ont connu et su apprécier, disait, à l'occasion des dents artificielles : « *Ce n'est pas au milieu des cadres dorés, ni dans les mâchoires de cire qu'il faut les juger, c'est dans les bouches humaines.* Tout homme peut, avec un modèle, sculpter une dent; mais il appartient à très peu de gens de les bien poser, et de bien leur faire faire leurs fonctions. » Il disait aussi qu'un bon dentiste était un homme bien précieux à la société.

Il est fort étonnant que, dans un siècle aussi éclairé que le nôtre, un art, dont le but est de conserver l'organe le plus nécessaire à la mastication et à la digestion, à rendre la voix belle et sonore, à maintenir l'état sain de la bouche, l'haleine douce et agréable, à prévenir cette foule de maladies de poitrine, trop souvent causées par des dents cariées , dont les exhalaisons putrides sont constamment respirées et absorbées par les poumons : enfin, que l'ornement le plus précieux des hommes et du beau sexe, soit encore livré à l'impéritie, et plongé dans un oubli mortel, qui s'oppose aux progrès de cette partie intéressante de la santé humaine. Il est temps de retirer un art si précieux de l'ignorance et de l'oubli ; il est temps de dévoiler et de détailler avec précision les procédés les plus salutaires à la conservation des dents et de la bouche ; il est temps, enfin, que les hommes instruits, qui réclament nos soins, puissent distinguer les chirurgiens honnêtes, qui, avec principes et probité, obtiennent dans leur pratique des succès marquans, de ces nombreux ignorans qui mutilent les bouches les mieux organisées, altèrent ou abîment les dents, les remplacent par des procédés dangereux qui achèvent de détruire celles qui pourraient servir encore longtemps.

Tout le monde a des dents sujettes à tous

les inconvéniens qui y sont attachés : Qui que ce soit ne peut donc dire qu'il n'aura jamais besoin de dentiste. Quand elles naissent, on ne peut, sans risque, se passer des secours de son art; quand on veut les conserver, il faut y recourir; quand on doit les perdre, on en a plus besoin que jamais, parce qu'elles font souffrir, et que la douleur est un implacable tyran. Il faut donc fermement se décider à lui résister, à la vaincre, et bannir surtout la crainte, qui ne doit avoir lieu, quand on est obligé d'avoir recours à un dentiste, que lorsqu'on s'adresse à un ignorant, ce qui est facile à éviter.

Un habile dentiste est tout à la fois le réparateur et le conservateur des dents. Si une pièce artificielle est bien faite et bien fixée par de légères branches à ressort et non des ligamens de soie, elle ne tombe jamais, ou cela est très rare; et si cet accident arrive, c'est presque toujours la faute de celui qui l'attache lui-même; car il y a beaucoup de personnes qui désirent les mettre et les ôter à volonté. La seule sujétion, lorsqu'une pièce est bien faite et bien ajustée, comme je l'ai dit plus haut, c'est d'en avoir soin comme de ses propres dents et de voir son dentiste une ou deux fois par an.

Quand on n'emploie que de bons matériaux pour fabriquer des dents artificielles, et que les personnes auxquelles on en met aiment la propreté, elles ne doivent changer de couleur qu'après trois ou quatre ans; encore ne serait-ce qu'en cas de maladie pendant ce laps de temps, car les malades ne veulent ou ne peuvent s'assujettir à laver fréquemment leur bouche, ou ceux qui les entourent négligent de leur recommander ce soin, plus nécessaire que lorsque l'on est en bonne santé. Si, au contraire, le sujet est sain, ses dents restent bien plus long-temps sans changer de couleur; et quand même une pièce de dents se détacherait en mangeant, il est impossible de l'avaler sans s'en apercevoir. Les dents artificielles, l'expérience me le prouve, conservent plutôt celles auxquelles on les attache, qu'elles ne les font tomber, parce qu'elles leur servent de point d'appui; et, d'après des procédés ingénieux, on a vu souvent des dents prêtes à tomber, redevenir fermes par la présence d'une pièce artificielle qui avait été bien placée. Jamais, si l'on a soin de les nettoyer tous les jours, elles ne donnent mauvaise odeur à la bouche. Beaucoup de gens, naturellement malpropres, prouvent qu'il n'est pas besoin d'avoir des dents artificielles, pour avoir une haleine insupportable. Quand un artiste habile a bien trouvé la nuance de l'émail des dents de la personne à laquelle il en faut une ou plusieurs, il est impossible à l'œil le plus exercé et le plus fin, de s'apercevoir qu'elle a de fausses dents *.

* Au moment où j'écris, nous possédons la plus belle collection de dents incorruptibles que l'on puisse voir; mais que de temps il a fallu pour arriver à un degré de perfection tel que nous obtenons toutes les nuances si admirablement variées de la nature !

Ce résultat, je dois le dire, est le fruit de recherches péni-

Comme rien n'est si naturel à voir qu'une bouche garnie, et qu'on est toujours plus frappé des difformités d'autrui que des agrémens, la vue est tout d'un coup familiarisée avec un objet qui est à sa place ; et, plus l'art se rapproche de la nature, moins les yeux sont prompts à le découvrir.

Les Anciens, nos maîtres en tant de genres, n'ont par connu l'art heureux de réparer la perte des dents naturelles par l'application des fausses dents. Le peu de notions qu'il nous ont transmises fait penser qu'il n'a été, ni fort répandu, ni fort célèbre dans leur temps. Que dirait Cicéron, qui attribue, dans son ouvrage sur *la nature des dieux*, l'origine de l'extraction d'une dent, à Esculape, s'il

bles et de nombreux essais, dont le mérite revient en grande partie à mon fils, reçu à la Faculté de Médecine de Paris, et qui, depuis cinq ans, toujours à mes côtés, a dignement profité de mes conseils et de ma longue expérience. Aussi, ce jeune homme, que la nature a si heureusement partagé, chez lequel la maturité de la raison a devancé l'âge, est-il placé au premier rang parmi nos praticiens les plus habiles.

voyait de nos jours un dentiste égaler, surpasser la nature en reproduisant les dents qui
manquent ? En effet, comme le dit ingénieu-
ment un écrivain, en parlant de cette inven-
tion, ou plutôt de cette perfection moderne
dans la confection des dents artificielles :

« Est-il rien de plus beau qu'une bouche
toujours saine, ornée de belles et bonnes dents
toujours fraîches et jamais gâtées ? Rien de plus
précieux à la santé, et de plus favorable aux
forces ? Enfin, dans l'âge avancé, n'est-on pas
encore heureux de remplacer de vieilles dents
cariées, par de belles et bonnes dents artificielles, qui, bien exécutées et solidement
ajustées, rendent exactement les mêmes ser-
vices que les dents naturelles de l'âge moyen,
à tel point qu'on peut dire avec raison que les
productions de l'art sont, à tous égards, plus
parfaites et plus belles que celles même de la
nature ».

Mais terminons.

A quoi servirait tout ce que je viens de dire,

en me renfermant dans un cercle étroit, afin de ne point fatiguer le genre de lecteurs auxquels je me suis adressé, si je n'ai pas eu l'avantage de les convaincre que l'art peut et doit seconder la nature ; que l'insouciance est plus leur ennemie que les maux mêmes qui en sont le triste cortège ; que résister au langage de la vérité et de l'expérience, c'est se condamner au rôle stupide de la brute, indocile à la main qui veut la guider et la soulager ? Quelqu'un a dit :

« La paresse pour l'homme est presque le bonheur ».

Il est trop vrai que l'apathie, le volontaire engourdissement dans lequel se complaisent une foule de gens, une inaction constante et monotone, sont une sorte de félicité pour les individus sans âme et sans énergie. Ne pourrait-on pas dire avec bien plus de raison :

« La paresse, de l'homme, éloigna le bonheur ».

Que de choses ne pourrait-on pas entasser en preuves de cette vérité ! On néglige ses

affaires, ses intérêts ; on n'aime pas l'occupation, le travail ; on ne peut s'appliquer à l'étude ; l'esprit reste inculte et sans ornement.
Il y a des êtres vivans qui vraiment sont des
espèces de végétaux.

Comment, doué de raison, peut-on négliger l'enveloppe de son âme, cette émanation
divine qui semble nous assimiler au grand
être, en nous rapprochant de son essence ?
Rien devrait-il fixer plus notre attention,
exiger plus de soins assidus? Ce reproche n'appartient pas heureusement à tout le monde,
car on a grand soin de sa chevelure, de ses ongles, de ses mains, de ses pieds ; mais on
songe à peine à ceux que réclame journellement la bouche.

On voit étinceler les diamans et briller les
pierres précieuses au cou, aux bras d'une
femme qui, très orgueilleuse de cette parure, ne rougit pas que chacune de ses dents
soit un morceau d'ardoise. Des doigts de
telle autre jaillissent des étincelles que l'œil
à peine peut fixer ; les rubis, les émeraudes,

les coraux, les saphirs, les turquoises, les opales, forment sur son front un riche diadème, tandis que deux demi-cercles de tartre jaune ornent sa bouche... Quel contraste entre le peigne d'or surmonté de perles qui retient ses cheveux et les deux rangs de gencives livides.... servant de sertissures à des dents qui vacillent à chaque mouvement de la langue ! On songe à enrichir le joaillier dont le brillant mais inutile ouvrage donne une grande importance ; à peine sait-on la demeure du dentiste....

Malgré tous les livres, malgré toutes les leçons que donnent les infirmités qui proviennent de la négligence pour la bouche, les indomptables préjugés multiplient les victimes, et le mal se propage plus promptement que la vérité. Remarquez qu'un très grand nombre de personnes courent chez le dentiste lorsqu'elles y sont forcées par la douleur, beaucoup plus qu'elles n'y sont conduites par le désir de la prévenir et de faire conserver leurs dents.

Un des plus grands amis de l'humanité,
Tissot, qu'il suffit de nommer pour donner
une idée de toutes les vertus du médecin
philanthrope, s'exprime ainsi : « On peut dire
des maux de dents ce que j'ai dit des rhumes ;
les malades et les médecins les négligent quelquefois beaucoup trop, ou les laissent s'invé-
térer, et ils ont les suites les plus tristes. » La
douleur continuelle et l'insomnie détruisent
la santé, produisent souvent la fièvre, et, en
affaiblissant le genre nerveux, jettent souvent
dans les vapeurs et les convulsions. Les dents
se gâtent totalement ; et, outre le désagrément qui en est la première suite, le malade,
réduit à ne vivre que de soupe et de bouillie,
à moins d'avaler sans mâcher, ruine son estomac à force d'indigestion ; et l'on voit souvent
des personnes que quelques violens maux de
dents changent au point de les rendre mé-
connaissables, et qui ne se remettent jamais
parfaitement. Il est donc extrêmement important, dès que les maux de dents reviennent
fréquemment, d'en rechercher attentivement
la cause, et de la combattre avant que la santé

13.

soit altérée et que les dents soient gâtées au point qu'on ne puisse plus espérer de guérison sans les perdre. L'on ne fait quelquefois pas assez d'attention aux maux qui ne menacent pas la vie; ils ne sont cependant pas moins à craindre que ceux qui ne tuent pas, mais qui font vivre misérablement.

Voyez ce vieux crésus qui veut encore imiter Adonis, et qui néglige plus sa mâchoire que de brillantes futilités : n'est-il pas chaque jour à la veille de perdre les dernières racines qu'il a laissé tomber en dissolution dans une bouche qu'il n'ouvre que pour épouvanter les ris et les plaisirs? Je plains beaucoup ce ci-devant jeune homme, s'il est gastronome ; car, comme le dit l'aimable Désaugiers :

Une bouche est indispensable
Pour manger sa part d'un repas ;
Mais mâcher est un préalable ,
Quand les morceaux ne fondent pas.
Le nez respire et la main touche
De Comus les dons succulens ;
Mais à quoi bon ouvrir la bouche ,
Si par malheur elle est sans dents.

Voyez cette duègne qui déclame contre ce qu'elle appelle *les arracheurs de dents,* qui n'ont point coopéré à la chute des siennes, et qui desserre à peine ses lèvres de peur qu'on n'aperçoive qu'elles cachent des clous de girofle, dont le parfum indique assez qu'ils ne sont pas tirés des îles Moluques.

Voyez ce discoureur assommant qui vous parle sous le nez en lançant de petits jets de salive sur la figure étonnée de ses trop bénévoles auditeurs.

Voyez cet orateur profane ou sacré, suant pour se faire entendre, et dont la voix s'étouffe entre des monticules de tartre, se retirer sans avoir produit d'autre effet que du bruit et que de faire bâiller son auditoire.

Ils ont tous négligé leur bouche.... O préjugés !...

L'anecdote suivante peut compléter ce tableau.

Quelqu'un disait de feu monsieur son cher père, d'illustre et rayonnante mémoire, et mort à plus de quatre-vingt-dix ans, qu'il ne s'était jamais fait nettoyer la bouche.

Une personne qui avait long-temps vécu près du bon homme, répondit : « Mais aussi, pendant quarante ans, à quelle distance respectueuse et calculée n'avais-je pas l'attention de me mettre, lorsque le défunt daignait m'adresser la parole? »

On ferait un livre de citations plus bizarres les unes que les autres. Mais que de livres enfouis dans la poussière, quoique faits pour instruire des hommes et les guider pour leurs plus chers intérêts! Combien de bons ouvrages sur la santé, ignorés du vulgaire!

Quel dommage pour tous les gens qui laissent aller leur être au gré des caprices du temps, et dont l'haleine est redoutable à certains diptères, qu'ils n'aient pas du moins reçu de la nature l'avantage d'avoir comme le caïman, crocodile de Saint-Domingue, sous la mâchoire inférieure, au niveau perpendiculaire de l'œil, dans les rides de la peau, une glande renfermant du musc! Ils seraient sûrement un peu plus supportables *.

* M. E. Descourtilz.

CHAPITRE VIII.

CONSEILS AUX FEMMES QUI ONT L'HABITUDE DE SE VÊTIR TROP LÉGÈREMENT, ET SONT ASSERVIES AUX CAPRICES DE LA MODE.

—

En écrivant en faveur de l'humanité, si souvent inattentive aux préceptes de ceux qui consacrent leurs veilles à la servir, il est presque impossible, lorsqu'on est obligé d'entrer jusque dans les moindres détails, de ne pas paraître, en quelque sorte, vétilleux aux yeux de ceux qui ne savent pas vous rendre justice, ou apprécier jusqu'à la plus mince observation, si elle doit être de quelque utilité pour la santé. Mais qu'importent à celui qui veut atteindre à son but, les frondeurs et les sots, pourvu que sa tâche se remplisse avec succès , et que l'approbation des gens sensés soit la récompense de ses efforts ?

Je sais bien que ceux qui trouveront minutieux les soins que je recommande à toutes les personnes jalouses d'avoir une belle bouche, de s'affranchir des maux qu'entraîne l'insouciance sur cette partie, vont dire : Mais, pour les dents qu'est-il besoin de tant de précautions? Ne peut-on pas, sans assujettissement, en avoir comme beaucoup d'autres, de belles et de bonnes? Mais parce qu'il y a des gens qui parviennent jusqu'à l'âge le plus avancé, sans avoir eu d'infirmité, croit-on qu'il importe peu de se prémunir contre tout ce qui les occasione? Si, à quatre-vingts ans, ce vieillard a conservé toutes ses dents, sans jamais avoir eu recours aux préservatifs des douleurs qui pouvaient affecter ces organes, parce que, comme on en voit plusieurs, il ne portait pas en lui le germe des maladies qui exigent des soins particuliers pour la bouche ; faudra-t-il se croire assez privilégié de la nature pour arriver jusqu'à la plus grande vieillesse, sans avoir besoin ou du médecin ou du dentiste ?

Il y a une remarque très sérieuse et très importante à faire sur la négligence qu'on met à soigner ses dents ; c'est que sur cent personnes réunies au hasard, on en trouvera quatre-vingt-dix-neuf qui, faute de prévoyance et de soin, perdent, ou ont perdu leurs dents. Il y a des vérités qui ne cessent pas de l'être, quoiqu'on puisse les regarder comme exagérées. Ceci me conduit naturellement à combattre un préjugé presque partout adopté par l'insouciance ou la paresse, honteuse d'avoir une sorte d'aversion ou d'éloignement pour ceux dont l'art utile pourrait les préserver de bien des maux. On croit et l'on répète sans cesse que, sans avoir recours jamais aux dentistes, les gens de la campagne ont généralement de belles et bonnes dents. Je soutiens et j'affirme, d'après des observations très multipliées, dans mes voyages et chez les villageois, qu'ils sont plus ou moins victimes de l'abandon dans lequel ils sont élevés sous ce rapport ; qu'il y en a qui , faute de savoir même à qui s'adresser , sont exposés à des tourmens perpétuels occasionés par le très mauvais état de leur bouche, et que , livrés à des espèces de maréchaux, quand il s'agit de se faire extraire les dents qui les font souffrir , ils sont quelquefois tellement martyrisés par d'ignorans maladroits, qu'il aurait mieux valu pour eux savoir supporter avec une courageuse résignation les cruels accès de la douleur, que de se voir souvent casser la mâchoire et d'être estropiés pour la vie. Dira-t-on qu'il n'y a pas quelques contrées en France , notamment l'ancienne Picardie, l'ancien Gâtinais, où il est rare de voir, surtout les femmes, avec quelques dents de reste, depuis l'âge de dix-sept jusqu'à vingt-cinq ans? Quelles que soient les causes qui influent sur cette infirmité, attribuée aux eaux ou à l'air, j'ai la preuve certaine que beaucoup de personnes de ces pays, qui m'ont été envoyées, et auxquelles j'ai enlevé, avec la lime, les parties cariées de leurs dents, ont été préservées de leur perte, malgré la cause à laquelle on semble l'attribuer. Eh bien !

que ces personnes eussent négligé d'avoir recours à l'art, elles augmenteraient le nombre
d'édentés qui habitent ces lieux, soumis, dit-
on, à de malignes influences. Quand vos dents
réclament des soins et sont en mauvais état,
quelque région que vous habitiez, vous n'avez
pas d'excuse à faire valoir en faveur de votre
insouciance ; il faut y remédier, ou je n'ai
plus rien à vous dire, si votre goût est de ne
les pas conserver.

Si je me permets d'examiner jusqu'à quel
point la mode de se parer avec des costumes
trop légers, adoptés par les femmes du siècle,
influe sur la santé et particulièrement sur les
dents, ne dois-je pas courir le risque d'être
trouvé par elles un censeur trop rigide? Il faut
cependant qu'elles me permettent de leur faire
observer qu'avant moi des hommes plus instruits, mais sagement sévères, excités, guidés
par une longue expérience, ont déclamé fortement contre la dangereuse folie de se vêtir
trop légèrement et se sont, en cela, montrés
les amis ardens de la santé des femmes impru-

dentes entraînées par l'usage et l'exemple, qui, dans la saison des bals surtout, préfèrent courir le risque d'attraper un rhume, des maux de gorge, une douleur de dents cruelle, une fluxion de poitrine, la mort enfin, au plaisir passager et frivole de montrer que la nature a été prodigue envers elles de ses plus riches faveurs. O combien elles auraient soin de se mieux couvrir, si elles savaient à quoi elles s'exposent! Que de jeunes personnes moissonnées à la fleur de leur âge pour être sorties en sueur d'un bal où elles avaient charmé tous les yeux! Soit qu'elles s'en retournent à pied, soit qu'elles montent dans une voiture, ce qui est plus pernicieux, le froid qui les saisit devient mortel. C'est dans une fête qu'elles ont été trouver une fin prématurée; c'est l'indiscret désir de plaire ou la crainte d'être ridiculisées, pour avoir pris la précaution de ne pas s'exposer presque nues comme les autres à des suites funestes, qui les conduit au tombeau et met dans le deuil une famille dont elles faisaient les délices. Quel tableau effrayant Désessarts, médecin de l'enfance et de la jeunesse, n'a-t-il pas fait sur les inconvéniens qui résultent de cet usage, pour la santé des femmes. « Comment pourrais-je, dit-il, effacer de ma mémoire cette jeune personne qui, brillant de toutes les grâces et de la force de la jeunesse, jouissant, à six heures du soir, de la plus brillante santé, est entraînée sous le costume de la presque nudité dans une de ces fêtes que l'on pourrait comparer, avec raison, aux saturnales des Romains ; et rentre à onze heures, saisie du froid, la gorge sèche, la poitrine oppressée, déchirée par une toux violente et perd¹ ıt bientôt la raison ; en proie au feu dévorant de la fièvre, ne recevant de notre art, qu'elle implore, de légers soulage-mens que pour expier dans les longues souffrances de la phthisie et dans une fin prématurée la crainte de paraître ridicule *.

Que de médecins, que de dentistes seraient moins occupés sans cette funeste fantaisie

---

* Résultats des observations faites dans plusieurs départe-mens, sur les maladies qui ont régné pendant les six premiers mois de l'an VIII.

d'imiter, dans nos climats dont la températature est si variée et si capricieuse, ces femmes élégantes de la Grèce qui, placées sous un ciel moins changeant et plus chaud, n'avaient point à redouter ces tristes inconvéniens.

Il n'est pas rare de voir dans plusieurs parties de la France, notamment à Paris, trois saisons dans un jour, beau le matin, de la pluie à midi, du froid le soir. Il faut donc jeter plus souvent les yeux sur le thermomètre que sur le miroir, de peur de s'exposer à cette intempérie. Le sexe le plus délicat, le plus faible, le plus en butte aux diverses influences de l'air, ne devrait-il pas se dire, qu'être soigneux de se préserver des maux qui le dégradent ou le font succomber, c'est employer le plus sûr moyen de plaire aux hommes raisonnables, qui doivent être plus sensibles à la perte d'une belle fleur, qu'à la privation des sensations qu'ils pourraient éprouver en contemplant ses plus vives couleurs, en respirant ses parfums.

Sans doute, et vous ne le savez que trop, il est impossible à ceux dont vous désirez vous faire admirer, de résister au charme que fait éprouver la vue d'un sein d'albâtre qui palpite sous une gaze légère, ou de beaux bras arrondis par l'amour, ou d'une taille voluptueuse. Mais que sont les jouissances des yeux, quand, en obtenant l'avantage de pouvoir préserver des femmes imprudentes d'accidens funestes, qu'elles ne redoutent pas assez, on s'en procure de plus douces et de plus durables? Je dois donc préférer vous donner d'utiles préceptes qui rentrent dans le domaine de mon art, à tout ce que, jeune encore, je pourrais, comme tant d'autres, éprouver de plaisir par les aimables et fréquentes imprudences que je me serais interdit de blâmer, et que, pour votre conservation, je dois ici combattre.

N'allez pas croire cependant que je vous recommande de reprendre les vieux usages; car je sais qu'on risque trop, en voulant et en croyant pouvoir ramener aux coutumes surannées, ceux qui tiennent opiniâtrément à des nouveautés généralement adoptées. Je ne m'aviserai donc pas, crainte de prêter à rire ou de faire ameuter et bourdonner contre moi le nombreux essaim de femmes partisantes de l'élégance admise aujourd'hui, d'après l'élan donné par nos savans artistes, auteurs de statues et de tableaux, conçus, exécutés d'après les plus beaux modèles de l'antiquité, de vous conseiller d'imiter dans vos toilettes nos bonnes et prudentes grand'mères; car, autant on a de raison pour vous reprocher d'avoir des vêtemens trop légers, autant on en avait pour trouver ridicule qu'elles en eussent de trop lourds. Mais elles bravaient les toux violentes, les fièvres, les fluxions, les catarrhes, les rhumatismes, les phthisies pulmonaires, etc.

Elles faisaient, malgré les triples matelas,
Qui servaient de rempart à leurs chastes appas,
De robustes enfans à face rubiconde,
Orgueil de la maman, fière d'être féconde,
Et d'avoir des poupons comme elle, forts et gras.
Sur le crâne on portait la calotte piquée;
De laine, la poitrine était aussi flanquée.

Un jupon rembourré de coton du levant,

En automne, en hiver, servait de paravent.

Pour être chaudement, et de peur de la bise,

Le printemps, l'été même, on le portait souvent.

Mais, aujourd'hui l'on n'a, quoiqu'on glose ou qu'on dise,

Qu'une gaze, un linon par-dessus la chemise;

Un peu moins, on n'aurait tout juste que la peau.

L'amour en sourirait, s'il ôtait son bandeau.

Mais, de nos grand'mamans, revenons à la guise;

L'Amandine couvrait le bras rond le plus beau;

Et de peau de mouton la chaussure fourrée,

Garantissait les pieds des rigueurs de Borée.

On avait la dent bonne, on digérait fort bien,

On dormait encor mieux, et l'on ne souffrait rien

Des maux que la migraine, aujourd'hui très fréquente,

Fait endurer souvent à la femme élégante,

Qui, pour faire admirer ses amoureux contours,

Proscrivit les jupons, les poches, les atours.

Des gambades, des sauts, la walse fatigante,

Au grave menuet, à sa marche glissante,

Ont été préférés au profit du plaisir.

Mais, après l'allemande, on souffre, on est martyr,

On se plaint, et trop tard, quand on est alitée;

A vingt ans on est vieille, ou l'on est édentée.

On était encor fraîche à quarante ans et plus,

On avait la santé, des grâces, des vertus.

14.

Nous en voyons encore : ce serait injustice

De n'en pas convenir. Mais , soit dit sans malice ,

Mesdames, avouez que pour vous la santé

Est moins que le plaisir et que la vanité.

Que pour montrer un sein , des bras, un dos d'albâtre ,

Il vous importe peu qu'un rhume opiniâtre

Électrise vos traits , déchire vos poumons.

On dirait que pour vous il n'est pas de saisons ,

Que celle de charmer. Ah ! si vous voulez plaire ,

Je vais vous indiquer chose facile à faire ;

Pour contenter nos yeux, dévoilez vos appas ;

Mais après, couvrez-les, et ne vous tuez pas.

Vous ne me trouverez pas trop sévère, quand, au risque de vous voir froncer le sourcil, en lisant ces vérités nécessaires et utiles, j'ai cru devoir ne pas les omettre dans un ouvrage qui vous est consacré? Dansez, ce plaisir est bien innocent : amusez-vous ; mais avant tout soyez assez amies de vous-mêmes pour mettre , par-dessus vos légers habits de bal, une ample douillette, ou toute autre enveloppe, pour aller dans des lieux chauds où vous devez indispensablement transpirer beaucoup, et vous mettre en sueur si vous y dansez ; mais surtout quand vous en sortirez. On ne saurait trop répéter qu'une grande partie des maux, qui affligent l'humanité, vient d'une transpiration subitement arrêtée. Ne dansez pas outre mesure, mais par intervalles ; et, avant de vous disposer à sortir, prenez de l'eau chaude et du sucre, ou un peu de vin pur. Reposez-vous, et enveloppez-vous bien, surtout la gorge et les bras. Ainsi, sans beaucoup d'assujettissemens et de soins, vous préviendrez une foule d'accidens qui sont suivis de repentirs, et que tout l'art des médecins ne peut souvent pallier. Un simple schall ne suffit pas, quelque ample qu'il soit ; car il ne couvre faiblement que les épaules ; la tête aussi doit être l'objet de vos soins. C'est pour vos dents que je vous recommande expressément de la couvrir après avoir eu chaud, afin que l'influence du froid, quand vous croyez pouvoir sortir la tête nue sans danger, ne vous donne une plus forte leçon que le dentiste qui veut vous mettre en garde contre cet ennemi perfide, dont l'âpreté semble vouloir punir ceux qui osent le braver.

La nature a donné aux femmes un ornement dont elle semble avoir été plus avare pour les hommes auxquels, à la vérité, elle a donné la barbe. On a vu des femmes pouvoir se faire un large manteau de leurs cheveux. Pourquoi se dépouillent-elles de cet heureux voile avec si peu de regrets ? Que de douleur de dents occasionées par les coiffures à la Titus, à la Caracalla? Cette couverture naturelle, de même que la plume des oiseaux, en exhalant une substance grasse et huileuse, est une sorte d'onction qui repousse l'humidité. La privation des cheveux peut donc la ramener? Alors des maladies fluxionnaires en sont la suite dans beaucoup de cas : les yeux mêmes peuvent en souffrir. La mâchoire éprouve des serremens, et les dents en deviennent malades et douloureuses.

Détruisez donc le moins que vous pourrez votre belle chevelure. Les couper près de la tête, c'est contrarier les vœux de la nature qui vous a donné à la fois une belle parure et un préservatif. Que de surdités, que de maux de

gorge, de faiblesse de vue, de douleurs de mâchoire et d'oreilles, d'engorgemens des glandes, n'ont pas produits la coupe inconsidérée
des cheveux et les caprices de la mode !

C'est avec grande raison qu'on a toujours
prescrit de *se laver souvent les mains, rarement les pieds, jamais la tête.* Cependant, combien de personnes prétendent dégraisser leurs
cheveux avec des immersions d'eau chaude, ou
même plus souvent d'eau froide. Ce moyen est
sans doute facile et expéditif; mais comme il est
impossible de s'essuyer assez bien les cheveux
pour en absorber tout-à-fait l'humidité, il en
résulte qu'elle se communique au cerveau,
que la transpiration est supprimée, et qu'il
n'est pas rare de voir, après l'usage fréquent de ce bain, les oreilles suppurer, les
yeux larmoyer, du suintement de nez, des
fluxions.

« Dans quelques pensions la loi y assujettit
toutes les têtes, c'est un moyen de les nettoyer, qu'on y trouve aussi facile qu'expéditif.

On se plaint ensuite de ce que les enfans ont des douleurs de dents, et de ce que, fréquemment, il faut leur en ôter. Loin d'en chercher la cause ailleurs, on n'en doit accuser, dans beaucoup de cas, que cet acte de propreté. Voyez ces enfans avec leur tête qui ne sèche presque jamais : leur visage pâle ne connaîtra pas les riches couleurs de l'adolescence, et le sourire de l'enfance fera promptement place aux rides de la vieillesse *».

* Duval, *Dentiste de la Jeunesse.*

CHAPITRE IX.

PRÉCEPTES GÉNÉRAUX POUR CONSERVER LES DENTS
BELLES ET BONNES JUSQU'A L'AGE LE PLUS AVANCÉ.

Des conseils ne suffisent pas pour guider
ceux qu'on veut persuader et servir, en leur
montrant les avantages et les dangers semés
sur la route qu'on leur indique et qu'ils ont à
parcourir, pour les préserver d'être forcés de
s'y arrêter trop tôt ou d'y languir. Il faut savoir y joindre aussi les préceptes dont l'inva-
riable utilité peut être adoptée et suivie mé-
thodiquement dans tous les temps. J'ai donc
cru devoir consacrer ce dernier chapitre à des
préceptes généraux, d'autant plus faits pour
être accueillis et goûtés que, d'après la lecture
attentive des avis salutaires et mûrement réflé-

chis que je donne dans tout ce qui précède, on saura mettre mieux à profit quelques règles qu'il m'a fallu tracer succinctement pour terminer ce travail, quelqu'imparfait qu'il puisse être, et satisfaire à la fois mes amis et mes concitoyens.

Dès les premiers âges du monde, dans les siècles reculés qui nous ont transmis tant de chefs-d'œuvre d'agrément et pas assez dans les sciences les plus utiles, l'homme reconnut qu'il fallait s'occuper de la bouche, avant même de savoir ce que l'expérience seule a pu lui découvrir, et ensuite perfectionner, pour l'entretien et la conservation des dents. Si les anciens ne se sont pas expliqués, étendus sur cet objet, on remarque que des poètes, des orateurs qui ont écrit sur les arts et sur les sciences, et ont divagué, notamment le vieux Sénèque sur l'anatomie, les ont cependant assez effleurés pour nous prouver que le précieux organe qui a nécessité l'art du dentiste avait, quoique accidentellement, fixé parfois leur attention. Selon l'aimable Tibulle, Vénus était toujours sûre de plaire, même sans avoir soigné sa bouche. On regardait donc, du temps de ce poète plein de grâces, comme une chose bien importante de soigner sa bouche? Il croyait donc, en se servant d'une fiction, qu'une simple mortelle sujette aux désagrémens attachés à l'humanité, fût-elle belle comme la mère des amours, ne devait pas se croire dispensée des soins que la bouche demande chaque jour, à moins qu'elle ne se crût aussi privilégiée que Vénus, et qu'elle n'eût la vanité de pouvoir l'emporter sur ses rivales? Bien loin de posséder les prérogatives d'une immortelle, les jeunes personnes jalouses d'avoir une belle *santé*, trésor précieux à côté duquel tous les avantages, tous les autres biens ne sont rien, doivent donc aimer beaucoup la propreté, vertu principale, l'un des premiers apanages du beau sexe, sans laquelle il cesse d'avoir des attraits, même dans l'âge des plaisirs, sans laquelle la plus jolie femme, la plus accomplie d'ailleurs, n'attire plus les regards, et souvent s'expose à perdre entièrement la santé.

Une demoiselle de beaucoup d'esprit, fille d'une femme célèbre, s'exprime ainsi :

« O! charmante santé,
Que ta présence aimable
Est un bien désirable.
Quelle félicité
De t'avoir pour partage,
En tout temps, à tout âge,
Est-il d'autre bonheur,
Dans le cours de la vie,
Qui doive faire envie,
Et chatouiller un cœur ?
Le luxe, l'abondance,
Le savoir, l'éloquence,
Des amours, les grandeurs,
Et les faveurs des princes,
Sont des présens biens minces ;
Un monceau de trésors,
Une grande lignée,
Et la beauté du corps
D'une femme bien née,
Sont-ils des biens sans toi ?
Quand ce serait un roi,

Si la douleur l'accable
Et le rend misérable.
Et les bienfaits divers
Qu'accorde la nature ,
L'auteur de l'univers ,
La riante verdure
Qui renaît tous les ans
Au retour du printemps ;
Ce qu'il produit de rare
Pour récréer nos sens ,
Tout ce qui les répare
Quand ils sont languissans ,
Et ce que sa largesse
Répand sur nous sans cesse ,
Peut-il être compté
Comme un bien désirable ,
Sans ta présence aimable ,
O ! charmante santé ?

Mlle DESHOULIÈRES.

Quelles sont donc les parties de notre frêle et admirable machine qui, relativement à la santé, méritent plus de soins que nos dents ? Ne sont-elles pas, quoi qu'on puisse dire, et je le répète, le moulin de la vie ? Or, sans nos molaires *, comment moudre les alimens? Sans dents, point de mastication facile, point de bonne digestion, ce qui, à la longue, engendre des maladies; alors, par conséquent, point de bonheur pur sans santé, soit qu'on porte le sceptre ou qu'on traîne le rateau. Dans quelque condition qu'on puisse être, il n'y a donc rien de minutieux lorsqu'il s'agit de perdre ses dents si on les néglige.

Celle qui veut conserver de belles dents, si elle en a de bonnes, doit consulter souvent son miroir pour observer de temps en temps si elle n'aperçoit pas un petit point noir sur une dent quelconque; ce qui est l'indice sûr d'une carie et de la perte inévitable de la dent tachée, si l'on n'y fait remédier à l'instant même avec un léger coup de lime donné à propos. Une fois la tache ôtée, votre dent et souvent ses voisines sont sauvées. Il y a bien d'autres précautions à prendre : il faut, tous

* Le mot *molaire* ne vient-il pas du latin *molere*, moudre, d'où dérive aussi le mot *moulin* ?

les matins en se levant, se gratter la langue
et se nettoyer les dents avec une brosse qui
ne soit ni trop rude ni trop douce, parce que
l'une pourrait irriter les gencives, et l'autre
ne servir à rien. On emploiera l'eau tiède, si
on ne peut supporter l'eau froide, qui vau-
drait beaucoup mieux, en l'aromatisant de
quelques gouttes de liqueurs spiritueuses,
telles que l'eau de Cologne, l'eau de Mélisse,
l'eau vulnéraire, l'esprit de cochléaria, la
teinture de gaïac, etc.; à leur défaut, l'eau-
de-vie, même le rhum. Le vin blanc, avec
moitié d'eau, est aussi très bon.

On trouve chez moi un élixir connu depuis
très long-temps sous le nom d'eau sanitaire
buccale; il a été composé par un de mes oncles,
mort réfugié en Angleterre, où il exerça, avec
le plus grand succès, la profession de chirurgien-dentiste breveté.

L'efficacité reconnue de cet élixir m'en
ayant fait faire un grand débit à l'étranger,
et surtout à Paris, depuis vingt - cinq ans

que j'y suis établi, je dois en indiquer ici les propriétés.

C'est un des plus puissans préservatifs contre les maladies locales de la bouche, à la propreté de laquelle il contribue, en prévenant, par son usage fréquent, la naissance du tartre; il est principalement utile dans les maladies des gencives, surtout lorsqu'elles tombent dans un état de mollesse, de flaccidité, de pâleur, de lividité; lorsqu'elles deviennent douloureuses, gonflées, saignantes, fongueuses.

Il réussit dans les affections scorbutiques, qui, le plus souvent, se portent à la bouche. Il est balsamique, astringent. Il prévient les progrès de la carie des dents, calme la douleur, les conserve belles et bonnes, les raffermit lorsque l'ébranlement vient d'une dilatation des parties environnantes, détruit les aphtes, dont la bouche est souvent affectée, prévient la mauvaise haleine causée par la carie, incommodité désagréable pour ceux

qui sont obligés d'avoir de continuelles rela-
tions verbales avec leurs semblables.

Il faut aussi, après le repas, passer entre
toutes les dents, avec beaucoup d'attention,
le cure-dent de plume et se rincer la bouche,
mais pas à table, car, comme le dit le spirituel
auteur de la physiologie du goût :

« J'ai écrit que le vomitoire des Romains
répugnait à la délicatesse de nos mœurs ; j'ai
peur d'avoir en cela commis une imprudence,
et d'être obligé de chanter la palinodie.

« Je m'explique.

« Il y a à peu près quarante ans que quelques
personnes de la haute société, presque toujours des dames, avaient coutume de se rincer
la bouche après le repas.

« A cet effet, au moment où elles quittaient
la table, elles tournaient le dos à la compagnie ; un laquais leur présentait un verre

d'eau ; elles en prenaient une gorgée qu'elles rejetaient bien vite dans la soucoupe ; le valet emportait le tout, et l'opération était à peu près inaperçue, par la manière dont elle se faisait.

« Nous avons changé tout cela ; et dans les maisons où l'on se pique des plus beaux usages, des domestiques, vers la fin du dessert, distribuaient aux convives des *bowls* pleins d'eau froide, au milieu desquels se trouve un gobelet d'eau chaude. Là, en présence les uns des autres, on plonge les doigts dans l'eau froide, pour avoir l'air de les laver ; et on avale l'eau chaude, dont on se gargarise avec bruit, et qu'on vomit dans le gobelet ou dans le bowl.

« Je ne suis pas le seul qui se soit élevé contre cette innovation, également inutile, indécente et dégoûtante.

« *Inutile,* car chez tous ceux qui savent manger, la bouche est propre à la fin du repas ; elle s'est nettoyée, soit par le fruit, soit par les derniers verres qu'on a coutume de boire au dessert. Quant aux mains, on ne doit pas s'en servir de manière à les salir ; et d'ailleurs chacun n'a-t-il pas une serviette pour les essuyer ?

« *Indécente,* car il est de principe généralement reconnu que toute ablution doit se cacher dans le secret de la toilette.

« Innovation *dégoûtante* surtout, car la bouche la plus jolie et la plus fraîche perd tous ses charmes, quand elle usurpe les fonctions des organes évacuateurs ; que serait-ce donc si cette bouche n'est ni jolie, ni fraîche ? Mais que dire de ces échancrures énormes, qui s'entr'ouvrent pour montrer des abîmes qu'on croirait sans fond si on n'y découvrait des pics informes que le temps a corrodés ?

« Telle est la position ridicule où nous a placés une affection de propreté prétentieuse, qui n'est ni dans nos goûts, ni dans nos mœurs.

« Quand on a une fois passé certaines limites, on ne sait plus où l'on s'arrêtera. Et je ne

15.

puis dire quelles purifications on ne nous im-
posera pas.

« Depuis l'apparition officielle de ces bowls
innovés, je me désole jour et nuit. Nouveau
Jérémie, je déplore les aberrations de la mode,
et trop instruit par mes voyages, je n'entre
plus dans un salon sans trembler d'y rencontrer l'abominable *Chamber-post.* »

Si je prescris le cure-dent de plume, c'est
qu'il est préférable à tous les autres, qui peuvent être nuisibles.

Le poëte Martial dit que, si on ne peut pas
se servir du lentisque, arbrisseau odoriférant,
dont les branches servent à faire des cure-
dents, qui était en usage dans l'antiquité,
comme il l'est encore beaucoup en Italie, en
Piémont, en Espagne, on doit se servir du
cure-dent de plume.

Que de femmes cependant ne se servent que
d'aiguilles ou d'épingles, qui ne peuvent, à cause

de leur forme ronde , passer facilement entre les dents, et avec lesquelles on peut faire éclater l'émail quand on les a introduites avec force. Ce sont toujours des instrumens dangereux auxquels il est pourtant facile de suppléer et que les gens de l'art ont toujours proscrits, ainsi que les amateurs scrupuleux de la conservation de leurs dents. Combien de femmes trouvent plus commode et plus prompt de couper aussi leur fil avec les incisives ; ce qui peut les faire éclater, les fêler , les ébranler , y causer une irritation ou des douleurs qui en amènent souvent la perte inévitable.

Les jeunes personnes qui ne sont pas sujettes à avoir beaucoup de limon sur les dents, se serviront simplement d'eau , et quand elles le pourront , elles s'en serviront avec la brosse.

Celles dont les dents se salissent facilement , se serviront , deux ou trois fois par semaine, de poudre que je leur conseille de ne pas prendre ailleurs que chez leur dentiste habituel ; car les annonces de poudre à blanchir les dents sont si multipliées, qu'il ne serait pas étonnant, en en voyant annoncer par affiches placardées dans les cafés, d'en voir débiter même chez les *artistes* décrotteurs. Les parfumeurs, dont la boutique est souvent visitée par les femmes, dont la toilette est une des choses les plus importantes de la vie, ne sont pas pharmaciens, et en cela ne méritent aucune confiance pour tout ce qui regarde l'entretien de la bouche, à moins qu'ils n'aient chez eux des dépôts d'opiats, de poudres, et d'élexirs préparés par les dentistes connus ; car presque tous les parfumeurs emploient des ingrédiens nuisibles, et, pour peu que leurs préparations blanchissent les dents, cela leur suffit ; car ils doivent peu s'inquiéter des suites de l'emploi inconsidéré qu'on en peut faire. N'est-il pas très important, pour un dentiste accrédité, d'avoir chez lui les élexirs et la poudre dentrifices, composés d'ingrédiens salutaires et jamais dangereux ?

Pourquoi donc s'adresser à ceux qui n'ont

pas les connaissances nécessaires, et ne sont
que des marchands inexpérimentés peu dignes
de confiance, quant à ce qui a rapport à la
partie dont il s'agit.

Il est à remarquer que beaucoup de personnes se sont créé un dentifrice à leur guise.
On aura cru long-temps que les forgerons, les
charbonniers, les ramoneurs avaient les dents
exclusivement beaucoup plus blanches que les
autres, parce que leurs figures, habituellement noircies par la fumée, la poussière du
charbon et la suie, produisent cette illusion,
en faisant ressortir d'une manière plus frap-
pante la couleur naturellement blanche des
dents, de même que le blanc de leurs yeux,
comme c'est encore plus saillant chez les nè-
grès. Alors, on aura imaginé de pulvériser du
mâchefer, du charbon, de la suie même,
pour blanchir ses dents. Mais toutes ces poudres qui blanchissent en apparence les dents
de ces hommes dont nous venons de parler,
et que beaucoup de gens, malgré toutes les

observations, ont l'entêtement de préférer, sont répugnantes, ne servent qu'à détruire le goût de la propreté, et, qui plus est, sont malfaisantes. Plusieurs emploient aussi le pain brûlé, réduit en poudre ; d'autres, enfin, se servent de tabac *.

J'ai remarqué que ceux qui ont la manie opiniâtre d'employer toute espèce de poudre noire, ont, à la longue, au collet des dents, sous la gencive, un cercle noir que rien ne saurait détruire.

Il faut se faire visiter la bouche au moins une fois par an dans la belle saison ; et, pour peu qu'on ait le moindre soupçon qu'une dent

* L'usage du tabac jaunit tellement les dents, qu'il est impossible de leur rendre jamais la blancheur qu'il leur a enlevée. D'ailleurs n'infecte-t-il pas l'haleine de ceux qui en font un usage immodéré ? Voyez tous ceux qui fument ou qui chiquent, s'ils n'ont pas les dents couleur de rouille, et si l'on peut même respirer le même air qu'eux. N'est-il pas plus convenable, pour soi d'abord, et pour les autres, de se servir de choses qui, tout à la fois, sont utiles et agréables.

soit tachée, il faut, sans retard, la faire isoler de ses voisines, et n'y jamais laisser séjourner d'alimens. C'est pourquoi je prescris l'usage fréquent du cure-dent de plume ; car il n'est pas d'agens plus corruptibles pour les dents que les parcelles réitérées d'alimens, qui, introduites dans l'interstice des gencives, s'y putréfient bientôt, et acquièrent ainsi un alcali pestilentiel et destructeur, qui produit insensiblement le ramollissement de la substance osseuse des dents, et donne de l'infection à la bouche. L'âcreté causée par le séjour des alimens est suivie de l'irritation et de la corruption des gencives, qui s'engorgent, se tuméfient, deviennent douloureuses, livides, flasques, d'où il résulte que les dents se déchaussent et tombent les unes après les autres, sans avoir la moindre atteinte de carie.

J'ai eu si souvent l'occasion de faire cette observation, que je peux certifier qu'il en résulte une vérité trop peu sentie, mais trop évidente ; c'est qu'une grande partie des maladies internes ne détruisent pas autant de dents par leur influence, que la négligence et la malpropreté par la leur.

Je finirai ce chapitre par d'autres observations nécessaires.

Il ne faut rien faire aux dents au-delà de ce qu'exige la propreté. Si elles ne sont pas naturellement très-blanches, croyez que vous ne forcerez pas la nature, et qu'avec de l'albâtre gris, vous ne ferez pas de l'albâtre blanc. Ayez soin de vos dents, mais ne tentez jamais d'aller au-delà de ce qu'elles sont par leur nature; ce serait très imprudemment porter atteinte à cet organe. En tout, dit le sage, il ne faut rien outrer; évitez surtout les acides. Les femmes, principalement, qui, dans leur jeunesse, aiment beaucoup les fruits verts, doivent s'en abstenir, de crainte d'agacer leurs dents, car c'est se donner un malaise auquel il est facile de ne pas s'exposer. L'oseille, le jus de citron, la crème de tartre, ainsi que les acides minéraux , surtout , doivent être proscrits , parce qu'ils déterminent surtout l'agacement que nous signalons *.

* En parlant du danger des acides , je dois prévenir le public, trop souvent dupe et tributaire des spéculations audacieuses du charlatanisme le plus effronté, contre un de ces poisons qui circule sous l'approbation prétendue de la Faculté de Médecine , quand elle-même l'a depuis long-temps proscrit , après en avoir fait faire l'analyse d'après les plaintes réitérées d'une foule de personnes victimes de leur crédulité. Pourra-t-on croire que c'est de l'*acide muriatique* à grande dose , étendu dans de l'eau teinte en rouge ? Cette acerbe composition , à laquelle ont recours beaucoup d'étrangers et de Français crédules, qui n'en connaissent pas la fatale propriété , est pourtant prônée , affichée scandaleusement, malgré les maux qui peuvent résulter de l'impudence révoltante avec laquelle on la débite au Palais-Royal ? Comment la police médicale n'a-t-elle pas encore interdit la distribution de ce poison corrosif, que celui qui l'annonce ose appeler : EAU ANTI-SCORBUTIQUE.

Je m'en suis procuré une petite bouteille pour être convaincu , par mes propres yeux, de sa détestable efficacité. En calculant plus mes intérêts que ceux de mes semblables , j'aurais dû, peut-être , me taire sur les maux que peut occasioner cet ennemi de l'humanité , puisque plus il la dégrade , plus je suis appelé à y remédier : mais il est de l'honneur de celui qui consacre sa vie au soulagement des autres hommes, de les mettre en garde contre tout ce qui peut leur nuire ; et c'est leur rendre un grand service que de les prémunir contre les fourberies des charlatans.

On ne doit pas boire froid immédiatement après avoir mangé chaud, et, qui plus est, on doit éviter de manger trop chaud. Il n'est rien de si contraire aux dents, et surtout à l'estomac; car je me suis convaincu que les gens habitués à manger trop chaud, ont, presque tous les dents fêlées du haut en bas, et les perdent en peu de temps.

La preuve, c'est que dans le nord, où l'on prend beaucoup de thé et de café très chaud, les jeunes personnes n'ont plus de dents de dix-huit à vingt-cinq ans. En Espagne, c'est la même chose; on peut l'attribuer au chocolat qu'on prend bouillant, et sur-le-champ après de l'eau à la glace. Il est très facile de concevoir que cette transition subite, ne peut qu'être funeste. Il existe aussi un vieil adage qu'on répète dans tous les repas, et dont beaucoup de personnes se font une loi. *Prendre*, dit-on, *un verre de vin* sitôt *après sa soupe, c'est enlever un écu de la bourse de son médecin.* Un auteur riposte, avec raison, que *c'est mettre six francs dans la poche de son dentiste.*

Un vieux médecin a dit *que le sucre ne faisait mal qu'à la bourse*. Il pouvait avoir raison jusqu'à un certain point ; mais il aurait fait sûrement une exception , si, dans ce qu'il avançait avec assurance, il eût entendu comprendre la bouche , à laquelle le sucre est très nuisible. Un autre disait bien, que si le sucre n'était pas si cher pour certaines classes , il ne leur ordonnerait rien autre chose. Mais, sauf le respect que l'on doit à la toge , qu'auraient répondu ces deux docteurs, s'il eût été possible de soumettre à leur inspection toutes les mâchoires de nos confiseurs , qui, à force de déguster tous les jours leurs sirops, en en portant, avec le bout du doigt, une goutte sur leurs dents , pour en connaître le degré de cuisson, les perdent successivement toutes, et leur auraient donné le démenti formel d'une assertion trop généralement hasardée ? Friands, et vous, friandes de sucre et de sucreries, n'allez pas vous priver tout-à-fait de cette douce jouissance ; mais je vous invite à ne pas broyer de sucre sous vos dents , afin de les perdre moins promptement. Puisse ce petit avis vous en faire user sobrement !

On remarque, depuis un certain nombre d'années, que les maladies inflammatoires, et surtout les *gastrites* exercent de cruels ravages, notamment parmi les jeunes gens de vingt à trente ans, et parmi les jeunes personnes de quinze à vingt-cinq ans. Consulté chaque jour sur l'état de la bouche de ces sujets, j'observais que leurs dents étaient entièrement privées de leur émail, et que le corps osseux, ainsi à découvert, il résultait des douleurs si vives que l'on pouvait à peine prescrire quelques calmans.

Je pensai d'abord que ces désordres étaient l'effet des inflammations elles-mêmes ; plus tard je les attribuai à l'emploi des acides ; mais ma longue pratique m'a mis à même de mieux juger. Je suis certain aujourd'hui et j'affirme que l'altération signalée plus haut est uniquement produite par *l'usage outré du sucre.* A la suite des affections gastriques, les con-

valescens prennent l'habitude de ce perfide
analeptique, et cela est à tel point, que certaines personnes en ont toujours leurs poches
amplement munies. Une d'elles n'a pas craint
de m'avouer que dans l'espace de deux mois,
elle en avait consommé 25 kilogrammes !

Il me semble que le sucre fondu dans l'eau,
jusqu'à saturation, si on le désire ainsi, rendrait le même service, et ne présenterait
aucun inconvénient.

Il serait donc nécessaire de répandre la
connaissance des effets destructeurs du sucre.
C'est aux enfans surtout qu'il importe d'en
interdire l'usage fréquent. Je n'ai cessé, dans
tous les écrits que j'ai publiés depuis 1812,
de m'élever contre l'habitude funeste de dis-
tribuer aux jours de fête toutes ces sucreries
que l'art du confiseur conspire encore à rendre
plus attrayantes. Au reste, l'artiste lui-même,
s'il est coupable, devient à son tour victime,
et qui plus est, sert de preuve irrécusable à
mon allégation. On ne voit pas, en effet, un

seul confiseur qui, dès l'âge de vingt-cinq ans, n'ait perdu toutes ses dents, et cette destruction est évidemment le résultat de l'obligation où ils se trouvent vingt fois le jour, de goûter tous ces appâts qu'ils dressent à notre friandise.

Dans les beaux jours du printemps, encore plus dans ceux de l'été, on aime, lorsqu'on est à la promenade, à se reposer sur le gazon qui semble vous y inviter ; mais ce tapis vert, offert et préparé par la nature, est souvent pernicieux, surtout lorsqu'on transpire ; il est donc nécessaire de l'éviter, parce que son humidité, dont on ne s'aperçoit que lorsqu'on se lève, donne pour l'ordinaire de fortes douleurs de dents, qui font horriblement souffrir, sans que l'on en devine la cause.

Il est prudent de ne pas se promener de grand matin, et le soir au soleil couchant, près les eaux stagnantes, et de se tenir long-temps sous de grands arbres, la tête nue, et même étant trop légèrement vêtu, comme il

arrive souvent aux dames, dans les prome-
nades, dans leurs jardins ou à la campagne,
pendant les belles soirées d'été. Elles doivent
aussi préférer aux bancs de pierre ou de
marbre, dont la fraîcheur leur occasione des
accidens pire que les douleurs de dents, les
chaises ou les bancs de bois.

CONCLUSION.

La rapidité avec laquelle la première édition de cet ouvrage a été épuisée est une preuve qu'il a eu l'avantage de fixer l'attention d'un bon nombre de lecteurs, et de ne pas déplaire.

En me décidant à le faire réimprimer, d'après les observations d'hommes instruits et les conseils d'amis distingués par leurs lumières, j'ai pensé qu'étant animé de l'amour du bien, il ne me fallait rien négliger pour lui donner beaucoup plus d'étendue, entrer dans plus de détails, m'appuyer de plus de citations, faire de nouvelles recherches, afin d'en composer un ouvrage de tous les temps, indispensable à toutes les familles, qui, dans l'intérêt de l'enfant à la mamelle, comme dans celui du vieillard, peuvent avoir souvent besoin de le consulter, pour y puiser, selon les occasions un utile enseignement.

J'ai donc été déterminé, en recueillant avec soin les meilleurs avis, et après des études sérieuses, à le refondre presqu'en totalité, et à lui donner toute l'importance dont le titre, en y réfléchissant mûrement, m'a paru le rendre susceptible, et à lui faire enfin subir l'épreuve d'une nouvelle édition.

Trop satisfait, en tâchant, dans le cours de ce travail, d'être laconique et varié, d'avoir pu éviter l'aridité, la monotonie, qui accompagnent presque toujours les ouvrages consacrés à l'art de guérir, où l'on s'occupe, en style grave et doctoral, des soins de la santé, je m'applaudirai de n'avoir dit que ce qui peut être utile, en y mêlant quelque chose : amuser en instruisant, devrait être la devise de tous ceux qui veulent écrire.

Je serai donc doublement récompensé, si j'ai pu parvenir à donner à cet écrit quelque prix, et à mériter un sourire d'approbation de la part de celles pour qui, de préférence, j'ai cru devoir l'entreprendre.

Ce que je dis aux femmes, peut, sous beaucoup de rapports, convenir aux hommes qui sauront sans doute mettre à profit tout ce que j'ai avancé et recommandé sur la nécessité absolue de s'occuper du soin de la partie trop négligée qui a fait le sujet de mes réflexions.

En méditant de tracer quelques pages en faveur de l'humanité, une propension toute naturelle, le vif intérêt qu'inspire cette belle portion de l'espèce humaine, à laquelle se rattachent des sentimens délicieux, parce que l'autre, parfois ingrate, en reçoit la vie, des soins, des caresses, des jouissances, et enfin le bonheur, qui, sans elle, est toujours incomplet, m'ont déterminé à offrir AUX FEMMES le fruit de mes observations, de mes travaux et de mon expérience, pour tout ce qui peut contribuer à l'embellissement , à la conservation d'un de nos principaux organes , et, avec d'autant plus de raison , que cet organe semble destiné à jouer un rôle plus marquant, plus attrayant chez le beau sexe, que chez les hommes.

La femme étant destinée à plaire , et par conséquent à rendre l'existence de l'homme plus parfaite par le don céleste qu'elle a reçu de pouvoir embellir ses jours , ce qu'elle a de plus beau, ce qui ravit en elle , ce qui soumet et captive les cœurs, se fait plus particulièrement remarquer, de même que ce qu'elle a de défectueux , et ce qui lui manque pour être accomplie; parce qu'on n'est exigeant qu'en proportion de ce qu'on désire, de ce qu'on attend d'un sexe éminemment privilégié de la nature , et né pour complaire au nôtre, en comblant ses prétentions les plus élevées, lorsqu'il consent à s'y réunir pour toujours.

En effet , plus nous connaissons les prérogatives, qui sont l'apanage de celles qui doivent sur la terre compenser tout pour nous, plus nous avons de regrets en les voyant privées des avantages pour lesquels elles sont faites, plus nous nous sentons satisfaits lorsque nous les voyons réunis dans celles principalement qui nous sont chères.

Comment expliquer ces sympathies soudaines qui s'emparent de toutes les facultés de l'âme, ou ces antipathies insurmontables qui la froissent, l'irritent, et offrent tour à tour tant de diversités incompréhensibles dans les affections ou les aversions plus ou moins fortes qui, si souvent, nous dominent ?

Entraîné, comme à mon insu, par la première de ces impressions qui déterminent toutes nos actions, guidé sans doute par cette impérieuse disposition de l'imagination captivée par cet ensemble étonnant de charmes, de qualités, de perfections séduisantes, dont le beau sexe en général a le privilége exclusif d'être entouré, j'ai laissé courir ma plume sous la dictée de mon cœur, sans avoir la prétention qu'on me tienne compte du choix de mon sujet : en satisfaisant la noble passion qui m'a fait entreprendre de le traiter, puissé-je m'applaudir d'avoir pu opérer un peu de bien, en répandant quelques vérités utiles !

FIN.

APPENDICE.

APPENDICE.

NOTE

POUR LES MÉDECINS DES DÉPARTEMENS.

Dans le cours du long exercice de mon art à Paris, une foule de personnes, habitant ordinairement la province, sont venues réclamer mes conseils pour des maladies de la bouche, souvent fort graves, et qui, cependant, n'avaient d'autre cause que l'absence des soins, en temps opportun, d'un médecin instruit.

C'est ainsi que chez plusieurs qui n'avaient pu faire tirer à propos une dent temporaire,

afin de favoriser l'issue de la dent de rempla-
ment, celle-ci prenait une direction vicieuse,
et dépassait la régularité de toute la rangée
dont elle faisait partie. Chez d'autres, toutes
les molaires étaient irrémédiablement perdues,
uniquement parce que la première dent, devenue malade, n'avait pas été limée, plombée
ou extraite. Quelquefois une seule racine cariée avait causé tout ce dommage. Chez un
grand nombre, les incisives et les canines
étaient entièrement détruites, et il n'y avait
plus de secours possible que la substitution
de dents artificielles ; moyen extrême et trop
coûteux d'ailleurs pour qu'il soit permis à tout
le monde d'y recourir.

Mais ce que j'observai surtout, c'est que
pour n'avoir pas été à même de faire nettoyer
leur bouche, chez tous ces malades, au lieu
d'une haleine pure, des émanations repoussantes annonçaient, à distance, qu'il fallait
fuir un foyer délétère.

Et cependant, chose déplorable ! l'application insensible d'un faible instrument ou d'une lime légère, eussent prévenu tant de maux et d'irréparables désordres, qui font le supplice de toute la vie.

Il eût été curieux, pour un observateur, d'entendre dire à celui-ci : Je n'ai pas voulu me mettre entre les mains d'un ancien barbier de l'armée, qui, dans mon endroit, fait le dentiste, et ne sait qu'estropier les gens qu'il devrait se contenter de raser. A celui-là, nous avons chez nous un maréchal qui emploie toute la force de ses muscles pour arracher la dent d'un homme, comme s'il allait dessoler un cheval. Dans notre ville, dit un troisième, c'est un gendarme qui, s'il osait, les arracherait avec son grand sabre ; et se livrer entre ses mains, c'est se résoudre à être mis à la torture.

Tous ces gens-là n'inspirent que la pitié. L'indignation qu'ils excitent doit retomber tout entière sur ceux qui les laissent faire. Par une fatalité qui n'a pas de nom, et dont je ne peux me rendre compte, il n'y a pas de profession que plus de gens croient pouvoir exercer que celle de dentiste. On serait tenté de croire que, comme, partout, on en a besoin tous les jours, car presque pas un individu depuis l'enfance jusqu'à la vieillesse, n'échappe au mal de dents, on est forcé par la douleur, de recourir, ne sachant à qui s'adresser pour être soulagé, au premier venu, qui s'annonce avec assurance comme ayant le talent et les moyens de calmer les maux qu'on endure.

N'est-ce pas ce qui a fait pulluler, sans examen, sans autorisation, tant de prétendus dentistes, dans tous les lieux où n'a pu s'établir même un chirurgien ? S'il s'en trouve cependant d'assez experts, ils dédaignent de soigner la bouche, de tirer une dent, peut-être pour n'être pas en concurrence avec les rustiques docteurs dont je viens de parler. De là tant d'abus révoltans et de maux incalculables.

Cette partie essentielle de la chirurgie,

que professent aujourd'hui avec honneur des hommes distingués, devrait-elle être ainsi abandonnée entre les mains de l'ignorance la plus grossière et la plus stupide dans un siècle éclairé comme le nôtre ?

Pourquoi tous ceux qui se destinent à la chirurgie, tous ceux même qui exercent cet art conservateur, et sont heureusement disséminés jusque dans les hameaux pour le soulagement journalier de nos utiles cultivateurs, dédaigneraient-ils de pratiquer tout ce qui est nécessaire à la conservation de la bouche, comme ils le font pour tout ce qui regarde les autres parties du corps humain ? Faudrait-il leur dire que, de l'état plus ou moins sain de la bouche dépend pourtant celui du reste de la santé, qui s'affaiblit et dépérit, si la bouche malade, dégarnie de dents, ne broyant plus les alimens, attaquée de fréquentes douleurs, sujette à des fluxions et jamais soignée avec un art scrupuleux, ne peut faire ses fonctions.

Que diriez-vous si un empirique, tel qu'on

en voyait circuler en troupe autrefois, s'avisait, comme alors, de pratiquer toutes les opérations qui appartiennent à la haute chirurgie, et cela, sans avoir des études spéciales? Renonceriez-vous pour toujours à faire des amputations, parce que des barbares auraient eu l'audace d'en hasarder et de se croire vos rivaux?

Pensez-vous que l'art du dentiste, qui n'est qu'une branche du grand arbre que vous cultivez, doive en être élagué, et que vous soyez dispensés d'en recueillir honorablement les fruits, comme vous savez en obtenir des autres branches? Un chirurgien croirait-il ne devoir pas être accoucheur, parce qu'il y a des bonnes femmes qui s'en mêlent; croirait-il ne devoir pas être herniaire, pharmacien, occuliste et même coupeur de cors, si la santé, si l'exemption des souffrances, si la vie même dépendent de l'extirpation prompte d'un durillon qui occasione les plus violentes douleurs. Voudrait-il, à l'exemple de Galien, considérer dans le corps humain des parties nobles et

ignobles? L'art divin de la chirurgie embrasse
le grand art de guérir, embrasse par conséquent toute la machine humaine, depuis les
cheveux, qu'on doit par des procédés éprouvés
empêcher de tomber, jusqu'aux ongles des
pieds qu'on doit savoir tailler quand ils bles-
sent et peuvent occasioner des douleurs si
cruelles.

Le savant professeur Dubois à qui, plus qu'à
tout autre, il serait permis d'avoir quelque orgueil, regarderait-il au-dessous de lui aucune
des opérations relatives à l'art qu'il professe si
habilement tous les jours? L'homme expert,
l'homme de l'humanité, à genoux devant son
semblable, pour soigner et guérir un pied malade, n'est-il pas plus grand dans cette attitude
que celui que le hasard de la naissance a placé
sur un trône, d'où il est obligé de lancer des ar-
rêts de mort? L'un, quand il s'éteint, ne devrait-il pas obtenir des autels, quand l'histoire,
pour transmettre le portrait de l'autre à la postérité aiguise un burin véridique, inexorable?
L'extraction n'est-elle pas une opération chi-

rurgicale qui ne doit être faite que par celui auquel les lois n'en refusent pas le droit s'il l'a acquis par les années d'études voulues; les ignorans seuls la regardent comme rien, parce que, en apparence, et selon eux, elle n'exige que de la force. « Cependant cette opération peut avoir des suites funestes, si elle n'est pratiquée avec une grande habileté. »

Extraire une dent temporaire à un enfant pour faire place à une autre, c'est encore une opération chirurgicale, puisque pour ne pas faire une faute grave, il faut avoir appris à distinguer celle qu'il fallait ôter pour faire place à celle qui doit la remplacer pour la vie. Limer une dent, c'est séparer la partie cariée d'un os, pour conserver celle qui est restée saine. Nettoyer les dents c'est encore une importante opération, puisqu'elle produit le dégorgement des gencives, si souvent salutaire pour la conservation de l'appareil masticatoire. Il me semble donc, surtout quand il s'agit de soulager l'humanité, qu'il n'est rien qui doive blesser l'amour-propre d'un chirurgien, qui doit être, par sa philanthropie et son instruction, au - dessus des prejugés enfantés par la sottise, et qu'il ne doit pas plus regarder au-dessous de lui d'extraire une dent, que de panser un ulcère, et de placer un vésicatoire. Comment serait-il en effet plus extraordinaire ou ridicule d'avoir à sa main, une lime qu'une scie, un davier qu'un tire-balle ! La chose importante c'est que le vrai mérite ait seul le droit, sanctionné par la loi, d'opérer ; c'est que le charlatanisme soit attaqué, poursuivi, partout où il a l'audace d'empiéter sur le domaine de la science ; c'est qu'on arrache de ses mains le fer cruel dont il ose se servir pour le malheur des trop confiantes victimes qu'il peut immoler chaque jour.

Pourquoi hésiter à le poursuivre quand non-seulement la loi suprême de l'humanité, mais encore le serment que vous avez fait de ne point le tolérer vous le commandent ; ce serait être parjure et indigne de la plus noble des professions, que d'épargner de véritables assassins pour qui rien n'est sacré.

Je pense que ceux pour qui j'écris me sauront gré d'avoir ajouté à ce précis, le dessin des instrumens indispensables à un chirurgien qui habite une petite ville.

Je recommande à ceux qui voudraient se les procurer à Paris, de s'adresser à M. Michel, coutellier, passage Vivienne. Cet artiste, fort habile, est un honnête homme qui se contente d'un léger bénéfice, conçoit très bien tout ce qu'on lui commande, et n'emploie pas, comme beaucoup de ses confrères, du fer au lieu de très bon acier.

FIN DE L'APPENDICE.

FORMULAIRE

PHARMACEUTIQUE.

AVERTISSEMENT.

—

Il n'est pas sur la terre un seul individu auquel les dents n'aient causé des douleurs plus ou moins vives, plus ou moins prolongées. Il en est de si cruelles, qu'on a bien pu les appeler rage de dents *.

* Je ne m'aviserai pas d'indiquer, comme facile à pratiquer, la recette qui, par un hasard périlleux, délivra Henri iv d'une rage de dents ; peu de gens consentiraient à vouloir en essayer.

Voici comment on raconte qu'il en fut guéri.

L'an 1603, et le 9 juin, Henri iv faillit se noyer dans la Seine, près de Neuilly. « Ce jour, dit Pierre de l'Étoile, le roi et la reine, passant au bac, faillirent à être noyés, principalement la reine, qui but plus qu'on ne voulait, et sans un valet de pied et un gentilhomme, nommé Lachataigneraie, qui la prit par les cheveux, s'étant jeté à corps perdu dans l'eau pour l'en retirer, courut fortune inévitable de la vie. Cet accident guérit le roi d'un grand mal de dents qu'il avait, dont le danger étant passé, il s'en gaussa, disant que jamais il n'avait trouvé meilleure recette : au reste, qu'ils avaient mangé trop de salé au dîner, et qu'on les avait voulu faire boire après. »

On peut se préserver d'en être atteint avec les soins et les précautions que j'indique ; mais il est rare de voir quelqu'un s'en affranchir entièrement. Les dents sont soumises à tant de périodes, à tant d'influences ; les causes qui les rendent mauvaises, douloureuses, sont si multipliées ; il s'ensuit tellement d'incommodités ou de maladies diverses, comme carie, ramollissement, érosion de l'émail, absorption des racines, abcès des gencives, aphthes, engorgemens, etc., etc., sans compter les accidens plus multipliés encore que les maladies, que j'ai pensé qu'il ne suffisait pas de donner des préceptes, mais qu'il fallait aussi y ajouter des remèdes qui doivent nécessairement s'associer aux avis relatifs à l'entretien de la bouche. On est si souvent à la campagne, et si peu à portée de secours, qu'il est bon de savoir composer soi-même quelques médicamens faciles, ou de pouvoir envoyer en ville une formule chez le pharmacien. Il en est de même en route, ou la nuit chez soi : n'est-on pas bien aise de trouver tout préparé le plus simple remède ? J'ai donc cru devoir mettre à la fin de cet ouvrage un petit recueil de recettes et de compositions, qui, dans mille occasions, peuvent suppléer à l'absence d'un homme de l'art, et rendre service à beaucoup de gens qui, soit pour eux, soit pour d'autres, auront recours aux moyens qu'ils auront sous la main en possédant mon livre ; elles ont été recueillies dans les meilleurs formulaires, et on pourra s'en servir sans crainte d'y rencontrer les ressources souvent nuisibles du charlatanisme. C'est dans ces vues que je les donne au public.

On y trouve aussi un article sur les Cosmétiques par le célèbre Cadet Gassicourt.

FORMULAIRE

PHARMACEUTIQUE.

RHUBARBE.

« Sydenham mit en vogue, en Angleterre, l'usage de la rhubarbe pour les enfans, et il en fit presque un remède universel dans toutes leurs maladies; on fait avec son extrait, et celui de chicorée, un sirop purgatif qu'on donne aux enfans immédiatement après leur naissance. On dissout deux gros de ce sirop de chicorée dans deux cuillerées d'eau, et on donne à l'enfant de petites doses; ce sirop aide à lui faire rendre son méconium. On en réitère l'usage quatre à cinq jours après sa naissance. Les enfans, bien évacués par ce moyen, profitent mieux au téton de la nourrice.

« La rhubarbe se donne, à quelques grains, aux enfans, comme purgative ; mais ce remède leur est souvent désagréable, et les échauffe quelquefois.

« A l'imitation de Sydenham, je donne après le sevrage, à ceux dont l'estomac est faible, de l'eau de rhubarbe avec le vin. J'en fais faire usage à quelques enfans pendant long-temps, et quelquefois même habituellement pendant quelques années. Comme cet amer peut leur être désagréable, voici la manière dont je les accoutume à l'usage de cette eau pour boisson : On met dans une pinte d'eau un grain de rhubarbe en poudre ; on donne cette eau à l'enfant, avec du vin ; après un jour ou deux, on jette cette eau, et on augmente la dose de rhubarbe, en la renouvelant ainsi tous les deux jours, en ayant soin de porter la dose de rhubarbe jusqu'à douze grains, d'une manière progressive ; les enfans s'accoutument peu à peu à cette eau, de la même manière qu'ils s'accoutument à la bière houblonnée. L'usage de cette boisson, en for-

tifiant l'organe digestif et le canal intestinal ,
les délivre de la présence des vers , empêche
leur génération , et prévient les autres maladies , suite de la faiblesse des organes destinés à la digestion , organes qui sont naturellement faibles , puisqu'ils appartiennent en
plus grande partie au système vasculaire blanc.
On ne saurait donc trop surveiller , vu son
importance , le canal alimentaire , afin qu'il
conserve son énergie vitale.

« Les purgatifs qu'on emploie le plus fréquemment auprès des enfans , sont la manne ,
la rhubarbe , le sirop de chicorée composé ,
le séné , le jalap , l'iris de Florence , les
fleurs de pêcher et le calomélas ou la pana-
chée mercurielle , dont on fera un article à
part.

« J'ai déjà indiqué la nécessité de purger
l'enfant immédiatement après sa naissance.
L'on voit ici pourquoi j'ai recommandé de
délayer dans deux ou trois cuillerées d'eau ,
le sirop de chicorée , qui est composé de
rhubarbe.

« Je prescris assez fréquemment de donner aux enfans de l'eau de manne, et on en donne de temps en temps une cuillerée à l'enfant. Mais lorsqu'on a besoin d'agir un peu plus énergiquement, on leur donne l'infusion à froid d'un peu de séné dans le mucilage sucré d'une décoction de raisins de Corinthe ou de pruneaux desséchés. D'autres fois on leur donne un peu de sirop d'ipécacuanha ; d'autres fois une infusion d'un gros d'iris de Florence ; mais les fleurs de pêcher, l'iris de Florence ou le jalap, ont quelque chose d'âcre, de stimulant, et l'on ne doit les donner que quand il y a indication de faire un peu plus que de balayer le canal intestinal, avec du mucilage.

« Le thym, la sauge et le serpolet, peuvent être unis à des corps gras pour en faire souvent des frictions corroborantes sur tout le corps de l'enfant.

« On a dû voir que je conseille souvent dans le cours de mon ouvrage, pour les enfans, à l'intérieur, de petites cuillerées d'eau aromatique distillée. Je leur donne quelquefois le soir quelques grains de thériaque dans un peu d'eau de fleur d'oranger ; d'autre fois un peu d'eau distillée de menthe poivrée ; enfin, on peut varier à l'infini l'usage de ces différentes eaux, tant à l'intérieur qu'à l'extérieur ; et par ces moyens, secondés de beaucoup d'autres, on augmente, et l'on accroît la vie des enfans.

« Par ces divers aromates, diversement administrés, on fortifie la peau, les articulations, tout le système nerveux, tout le canal intestinal, et l'on empêche la génération des vers, qui sont produits par la débilité. Les antivermineux ne sont que des toniques pris dans la nature des substances terreuses, aromatiques et amères, substances très disposées à donner l'azote, et par conséquent le principe constituant spécialement l'animalité. La génération des vers est due à un défaut d'animalisation. Les aromates, contenant l'hydrogène, le carbone, et tous les autres principes de la vie, et conséquemment ceux de l'animalisation, sont donc, à juste titre, les vrais spécifiques contre la génération des vers, qui est l'effet d'un défaut d'animalisation.

« On fait des frictions sur tout le corps, et sur les articulations, avec des corps gras; mais l'on doit avoir soin de choisir, de préférence, des graisses animales. Nous avons vu qu'à l'époque de la dentition, c'était sur la tête, le cou et la poitrine que les anciens faisaient des onctions grasses et chaudes, et l'on en voit la raison.

« J'ai joint à ces substances onctueuses, d'après ces principes, le castoréum, l'huile animale rectifiée, appelée huile de *Dieppel*; j'emploie des aromates plus ou moins recherchés, plus ou moins communs avec ces graisses animales; et, par ces moyens, j'ai triomphé avec rapidité du marasme et des altérations de la lymphe.

« J'ai vu dans les campagnes, lors du nouage

des enfans , faire fondre du beurre frais , y jeter du thym, de la mélisse , et du serpolet écrasé, frotter les articulations avec ce re- mède , et envelopper avec le marc les articu- lations * ».

BAUME SAXON.

Huile distillée de Lavande. 1 gros 1/2.
— de Succin.............. 1 gros 1/2.
— d'Origan............ 1 gros.
— de Marjolaine...... 1 gros.
— de Sauge .... 1 gros.
— de Romarin......... 1 gros.
— de Macis............ 1/2 gros 12 grains.
— de Menthe......... 1/2 gros 12 grains.
— de Rhue........... 1/2 gros 12 grains.
Concrète de muscade..... 4 onces 1 gros.

On fait le mélange à froid.

Ce baume sert à frotter les membres des enfans. Quelquefois on leur en fait prendre quelques gouttes sur du sucre , pour faciliter leur digestion.

* *Allaitement maternel*, par Alphonse Leroi.

BAUME DE LE LIÈVRE,

ou

ÉLEXIR DE SPINA.

Agaric.	2 gros.
Racine de Zédoaire.	2 gros.
Myrrhe.	2 gros.
Aloës succotin.	1 once.
Thériaque.	1 once.
Rhubarbe.	6 gros.
Racine de Gentiane. . . .	4 gros.
Safran.	2 gros.
Sucre.	4 onces
Eau-de-vie.	2 livres.

Cet élixir est un fort bon vermifuge, un stomachique très chaud ; il provoque un peu la transpiration. La dose est d'une à trois cuillerées par jour, à de longs intervalles.

BISCUITS VERMIFUGES,

DE M. CADET DE GASSICOURT.

Sucre en poudre........	1/2 livre.
Farine................	2 onces.
Semen contra en poudre..	1 gros.
Œufs................	n° 6.
Essence de citron.......	15 gouttes.

Pour 24 Biscuits.

On donne un de ces biscuits le matin et un le soir aux enfans qui ont des vers.

BISCUITS PURGATIFS.

Jalap............	2 onces 6 gros.
Sucre...........	1 livre.
Farine..........	2 onces.
Œufs...........	n° 24.

Pour 60 Biscuits.

On donne un de ces biscuits à un enfant de quatre à cinq ans pour le purger. On peut en donner deux à un adolescent.

18.

CRÈME PECTORALE DE TRONCHIN.

Beurre de cacao............	2 onces.
Sucre blanc................	4 gros.
Sirop de baume de tolu.....	1 once.
Sirop de capillaire........	1 once.

Mêlez.

On prend cette crème par cuillerée à café, dans les toux sèches et opiniâtres.

EAU DE MÉLISSE COMPOSÉE.

Prenez : Mélisse citronnée en fleurs

et récentes.........	12 onces.
Zestes de citrons récens.	2 onces.
Noix muscades.........	1 once.
Coriandre.............	4 gros.
Girofle...............	1 once.
Cannelle..............	1 once.
Racines sèches d'angélique de Bohême.........	1/2 once.
Esprit de vin rectifié....	4 livres.

On prend de la mélisse récente et en fleurs, on la monde de ses tiges ; on enlève, par le moyen d'un canif, l'écorce jaune extérieure des citrons, qu'on fait tomber à mesure dans une portion de l'esprit de vin mis à part : on concasse les muscades, la coriandre, les girofles, la cannelle et les racines sèches d'angélique. On met toutes ces substances avec les zestes de citron, en infusion dans la totalité de l'esprit de vin qu'on a employé. On rectifie ensuite cette liqueur au bain-marie, à une chaleur suffisante, pour en tirer trois livres et demie : c'est ce qu'on nomme *Eau de Mélisse*.

Vertus :

Cette eau est stomachique, céphalique, vulnéraire, tonique, propre à dissiper les vapeurs et la mélancolie. La dose est depuis dix gouttes jusqu'à une cuillerée à café, mêlées avec de l'eau. On peut l'employer à l'extérieur comme l'eau vulnéraire, et aux mêmes usages.

EAU DE COLOGNE.

Prenez : Esprit de vin rectifié. 6 livres.

Esprit de romarin.. 1 livre 10 onces.

Eau de mélisse com-
posée......... 1 livre.

Huile essentielle de
Bergamotte.... 1 once.

Huile essentielle de
cédrat......... 1 gros.

Huile essentielle de
citron........ 2 gros.

On met toutes ces substances dans une grande bouteille ; on agite le mélange , et l'eau est faite. Si on veut qu'elle soit plus délicate, il faut la rectifier au bain-marie , a petit feu, pour tirer toute la liqueur à une demi-pinte près.

Cette eau est employée pour la toilette , et non comme médicament. On peut cependant lui attribuer les mêmes vertus qu'à l'eau de mélisse composée. On peut l'employer de la même manière , et à la même dose.

Elle est très bonne aussi étendue dans de l'eau pour nettoyer les dents, après s'être servi de la poudre.

EAU DE Mme DE LA VRILLIÈRE ,

POUR LES DENTS.

Cannelle.	2 onces.
Girofles.	6 gros.
Écorces récentes de citron. .	12 gros.
Roses rouges sèches.	1 once.
Cochléaria.	8 onces.
Alcohol.	3 livres.

On concasse la cannelle et les girofles ; on divise les roses et les écorces de citrons ; on écrase le cochléaria ; on fait macérer le tout dans l'alcohol pendant vingt-quatre heures ; on distille au bain-marie.

EAU VULNÉRAIRE ET SPIRITUEUSE,

ou

EAU D'ARQUEBUSADE.

Prenez feuilles récentes de :

Sauge...................	
Angélique..............	
Absinthe...............	
Sariette...............	
Fenouil................	
Mentastrum............	
Hysope.................	
Mélisse................	4 onces.
Basilic................	
De Rue.................	
Thym..................	
Marjolaine.............	
Romarin...............	
Origan................	
Calamon...............	
Serpolet...............	
Fleurs récentes de Lavande..	1/2 livre.
Esprit de vin rectifié.......	8 livres.

On coupe grossièrement toutes ces plantes ;
on les met infuser pendant dix ou douze heures

dans de l'esprit de vin ; on procède ensuite à la distillation au bain-marie, pour tirer toute la liqueur spiritueuse. On la conserve dans une bouteille qui bouche bien. C'est ce que l'on nomme *Eau vulnéraire et spiritueuse*, ou *Eau d'arquebusade*. Elle est très agréable : on s'en sert à l'intérieur pour empêcher les dépôts de se former à la suite des chutes.

EAU-DE-VIE DE GAÏAC.

On prépare l'eau-de-vie de Gaïac en faisant infuser deux onces de sciure de ce bois dans deux livres d'eau-de-vie, pendant dix à douze jours, ayant soin d'agiter le vaisseau de temps en temps ; on filtre ensuite la liqueur.

On se sert de cette eau-de-vie en en mettant quelques gouttes dans un demi-verre d'eau, pour se gargariser la bouche, après s'être frotté les dents avec la brosse et la poudre ou l'opiat.

OPIAT DE M. GARIOT,

Chirurgien du Roi d'Espagne.

Alun de roche............ 1/2 once.
Sang de dragon.......... 3 gros.
Cannelle................. 1 gros.
Mastic................... 1 gros.

Le tout en poudre très fine. Mêlez-y quantité suffisante de miel rosat pour en faire un opiat, dont on se sert avec succès ; après quoi on se lave la bouche avec de l'eau dans laquelle on aura mis quelques gouttes d'élixir de Lemaire.

POMMADE A LA SULTANE.

Cire blanche............. 3 gros.
Blanc de baleine......... 1 once.
Huile d'amandes douces... 2 onces.
Baume de la Mecque...... 12 gouttes.
Lait virginal à la rose.... 1 gros.

On fait fondre la cire et le blanc de baleine. On verse le tout dans un mortier de marbre ;

on y ajoute le baume et le lait virginal, et l'on bat jusqu'à ce que la pommade soit très blanche.

Elle adoucit la peau et efface les rougeurs.

POUDRE DENTIFRICE,

Du Docteur LOUSELAND.

Quinquina rouge choisi et pulvérisé..   2 onces.
Bois de sandal rouge pulvérisé......   1 once.
Huile volatile de girofle............   12 gouttes.
      de Bergamotte.......   8 gouttes.

Propriétés :

Elle nettoie parfaitement les dents, raffermit les gencives, et donne à l'haleine une odeur agréable.

On emploie cette poudre en en frottant légèrement les dents, au moyen d'une brosse qui ne doit être ni trop forte ni trop faible.

EAU D'ORGE.

Lorsqu'on aura les gencives gonflées par une inflammation accidentelle, ou un engorgement occasioné par le sang, on se servira, de préférence à toute autre chose, de la décoction suivante :

On fera bouillir dans une pinte d'eau, pendant dix minutes, une cuillerée d'orge mondé, une once de racine de guimauve, une tête de pavot concassé, dont on distraira les graines. La décoction faite, on passera au linge fin, et on y ajoutera deux onces de miel de Narbonne.

On s'en gargarisera plusieurs fois par jour, à tiède, en la gardant le plus long-temps possible dans la bouche. Il serait bon de se faire saigner les gencives avec un cure-dent ou une lancette, si elles étaient seulement engorgées, avant de se servir de ce gargarisme. On doit proscrire dans ce cas tous les élixirs spiritueux, parce que leur usage porterait à la suppuration.

ÉLIXIR ODONTALGIQUE,

Du Docteur CAPON.

Huile essentielle de girofle.	1 gros.
— de thym..............	1/2 gros.
Extrait thébaïque.........	2 gros.
Alcohol de roses..........	2 onces.
Vin de Frontignan........	3 onces.

Digérez pendant huit jours, et filtrez pour l'usage.

On en met quelques gouttes dans la bouche, qu'on promène sur le côté douloureux, et qu'on rejette ensuite quand la douleur est passée.

ÉTHER DENTIFRICE,

DU MÊME.

Éther sulfurique.........	2 onces.
Laudanum.	1/2 once.
Camphre...............	1 gros.
Huile de thym..........	1/2 gros.
— de romarin........	1/2 gros.
Mêlez.	

On imbibe un peu de coton de ce mélange,

et on le place adroitement sur la dent douloureuse.

ÉLIXIR DOUX,

Du Docteur CAPON.

*Contre les douleurs de l'estomac qui peuvent pro-
duire une irritation immédiate sur les dents.*

Extrait d'absinthe........ 1 once.
   —   centaurée........ 1 once.
   —   chardon bénit.... 1 ouce.
   —   gentiane......... 1 ouce.
Carbonate de potasse..... 1 once.
Vin de Malaga........... 8 livres.

Mettez digérer pendant quinze jours, et filtrez
pour l'usage.

La dose de cet élixir est un petit verre
à liqueur le matin, et autant un instant avant
dîner.

GARGARISME ASTRINGENT,

De PARMENTIER , Membre de l'Institut.

Écorce de chêne.......... 1 once.
Eau de rivière............ 1 livre.
Sulfate acite d'alumine..... 1 gros.
Miel rosat................ 1 once.

On emploie particulièrement ce gargarisme lorsqu'on a les gencives fongueuses et engorgées. Il faut, avant de s'en servir , les faire bien saigner avec le cure-dent de plume.

GARGARISME DE PUARIN,

DANS LA PARALYSIE DE LA LANGUE.

Racine de pyrèthre pulvérisée... 1 gros 1/2.
Muriate d'ammoniaque............ 2 gros.
Eau de sauge................... 8 onces.
Esprit de cochléaria........... 6 gros.

Laissez en digestion toute la nuit ; le lendemain, coulez et ajoutez 4 gros de miel. Donnez au malade pour s'en laver la bouche.

GARGARISME

POUR LES ENFANS QUI ONT DÉS APHTHES.

Sirop de mûres, roses sèches de grenades, étendues dans une suffisante quantité d'eau d'orge et de plantain, dans lequel on trempera souvent un petit tampon de linge fin, qu'on leur donne à sucer.

LAIT DE FEMME.

Le lait de femme est quelquefois employé comme topique adoucissant. On s'en sert assez souvent en gargarisme pour calmer les douleurs de dents.

Van Swiéten recommande beaucoup un mélange de crème fraîche, de jaune d'œuf et de sirop de violette, délayé dans une suffisante quantité deau distillée de roses, pour remédier à l'inflammation des gencives.

LINIMENT D'AIL.

On le prépare en pilant de l'ail dans un mortier, avec partie égale de saindoux. On en frotte la plante des pieds deux ou trois fois par jour ; mais la meilleure manière de l'employer est de l'étendre sur un linge, de l'appliquer en forme d'emplâtre. On le renouvelle soir et matin, parce que l'ail perd promptement de sa vertu.

C'est un bon remède contre la coqueluche et contre la plupart des autres toux opiniâtres.

LIQUEUR DU DOCTEUR SWÉDIANS,
CONTRE LES APHTHES.

Borax en poudre...........	2 gros.
Teinture de myrrhe......	1 once.
Eau de rose distillée......	1 once.
Miel rosat...............	2 onces.

On imbibe un plumasseau avec cette liqueur, et on en touche les aphthes plusieurs fois dans la journée.

MARMELADE DE TRONCHIN.

Pulpe de casse............ 1 once.
Manne en larmes......... 1 once.
Huile d'amandes douces.... 4 gros.
Sirop de violette......... 4 gros.
Eau de fleurs d'oranger... 2 gros.

On la prend par cuillerées d'heure en heure, dans la matinée, la moitié en un jour, et l'autre le lendemain. On boit un bouillon léger par-dessus.

On la donne aux enfans, avec avantage, lorsqu'il y a constipation pendant la première dentition; quand il y a chaleur dans les premières voies, le bain tiède réussit souvent.

MIXTURE DE BOYLE,

CONTRE LES APHTHES.

Suc de grande joubarbe... 1 once.
Miel..................... 1 once.
Sulfate acide d'alumine.... 24 grains.

On en bassine les aphthes toutes les heures, de la manière indiquée ci-dessus.

MIXTURE ODONTALGIQUE

DE M. CADET DE GASSICOURT.

Éther sulfurique............ 1 gros.

Laudanum liquide............ 1 gros.

Baume du commandeur........ 1 gros.

Huile essentielle de girofle..... 2 gouttes.

Mêlez ensemble.

On trempe un peu de coton dans cette mixture, et on l'applique sur la dent qui fait souffrir.

ONGUENT DU DOCTEUR PLENCK,

CONTRE LES ENGELURES.

Axonge de porc........ 2 onces.

Graisse de bœuf........ 2 onces.

Huile de laurier........ 2 onces.

Cire.................. 2 onces.

Faites fondre à feu lent, et ajoutez après le refroidissement.

Camphre....................... 4 gros.

— dissous dans alcohol rectifié. 1 once.

Mélangez exactement.

ONGUENT DU DOCTEUR SWÉDIANS,
CONTRE LES ENGELURES.

Amandes amères mondées....	8 onces.
Miel......................	6 onces.
Camphre..................	4 gros.
Farine de moutarde.........	1/2 once.
Alun calciné..............	2 gros.
Oliban en poudre...........	2 gros.
Trois jaunes d'œufs.	

Mêlez et formez une pâte.

Faites avec cette composition de légères frictions sur les engelures, et quelques momens après, lavez-les avec de l'eau tiède, ou, mieux encore, mettez par-dessus, et conservez pendant quatre heures des gants ou des chaussons.

PASTILLES VERMIFUGES DE BARTHEZ.

Sucre...................	1 livre.
Muriate doux de mercure..	2 gros.
Mucilage G. S.	

Faites des pastilles de la grandeur d'une pièce de vingt sous.

On les donne aux enfans attaqués de vers, à la dose d'une ou deux par jour. Les adultes peuvent en prendre de six à huit.

POTION DE JEAN ROI,
CONTRE LA COQUELUCHE.

Racines d'ipécacuanha....　1 gros.
Follicules de séné.......　2 gros.

Faites infuser dans une portion d'eau bouillante, passez et ajoutez :

Oximel scilitique.........　1 once.
Sirop d'hysope...........　1 once.

On donne cette potion aux enfans, à la dose de six cuillerées à café dans la matinée.

POTION DE SPIELMAN,
CONTRE LES TRANCHÉES DES ENFANS.

Eau de menthe crépue distillée....　2 onces.
Eau de camomille distillée........　2 onces.
Sirop de fleurs de pavot...........　4 gros.

Mélangez.

On donne cette potion par cuillerées, de quart d'heure en quart d'heure.

POUDRE DE ROSENSTEIN,

POUR LES NOURRICES.

Magnésie anglaise................. 1 once.

Écorce d'orange en poudre....... 1 gros.

Semence de fenouil en poudre..... 1 gros.

Sucre blanc..................... 2 gros.

Mélangez soigneusement, et divisez en prises d'un gros.

On en donne deux ou trois par jour.

Cette poudre augmente le lait des nourrices, l'empêche de s'aigrir, et facilite la digestion.

SIROP PECTORAL

CONTRE LA COQUELUCHE.

Oximel scillitique......... 1 once 1/2.

Sirop d'ipécacuanha........ 2 onces.

Sirop diacode............. 2 onces.

Sirop de fleurs d'oranger... 4 onces.

On prend ce sirop à la dose de deux cuillerées à bouche, d'heure en heure, dans une tasse d'infusion des quatre fleurs pectorales.

SIROP DU DOCTEUR GARDANNE
CONTRE LA TOUX.

Ipécacuanha concassé... 5 gros 24 grains.
Vin blanc........... 1 livre.

Laissez infuser pendant un quart d'heure ; ajoutez :

Séné................. 4 onces.

Continuez l'infusion pendant deux heures ; ajoutez :

Serpolet............. 6 gros.
Écorce d'orange amère.. 5 gros 24 grains.
Sel végétal........... 4 onces.
Eau bouillante........ 4 livres.

Laissez infuser pendant vingt-quatre heures, passez,
et ajoutez :

Sirop de guimauve..... 2 livres.
Eau de fleurs d'oranger. 12 onces.

Ce sirop se donne aux enfans, à la dose
de deux cuillerées à café par jour : la première une heure avant déjeuner, la seconde
une heure avant le dîner.

FIN DU FORMULAIRE.

DES

COSMÉTIQUES

EN GÉNÉRAL.

Le mot cosmétique désigne toute préparation qui a pour objet la conservation de la beauté.

Je vois déjà toutes mes belles lectrices accueillir cette définition avec un malicieux sourire, et sembler doucereusement me demander avec leur teint de lis et de roses : « Mais, existe-t-il des moyens de conserver la beauté ? » Je ne serai point assez imprudent pour m'engager avec vous, mesdames, dans une lutte inégale ; je veux seulement éclairer votre opinion, et je choisirai pour interprète un auteur aussi spirituel qu'il est médecin érudit ; c'est le docteur Cadet de Gassicourt.

« On attribue, dit-il, à Ovide un poëme intitulé : *De medicamine facili*, dans lequel on trouve tous les moyens d'embellir la peau, de conserver la fraîcheur du teint, de teindre les cheveux, de blanchir les dents. Il est douteux que cet ouvrage soit de l'auteur des *Métamorphoses*. On cite deux autres traités fort anciens sur la *Cosmétique*, l'un de Criton, d'Athènes, faisant suite à une espèce de pharmacopée, qu'il publia vers l'an 35o de Rome, et que Galien cite souvent avec éloge ; l'autre est de Cléopâtre qui, comme reine et belle, ne pouvait pas, en écrivant sur la médecine, oublier la pharmacie du boudoir. Héraclide, de Tarente, parle aussi des cosmétiques dans ses ouvrages ; mais les auteurs qui traitent le plus au long cette matière sont les pharmacologistes arabes, persans et indiens.

Comme rien ne flatte plus la vanité que

l'art de conserver ou d'augmenter les agrémens extérieurs, les charlatans se sont surtout
appliqués à multiplier les cosmétiques. On
ferait un volume considérable si on voulait
réunir toutes les recettes de fard, d'eaux com-
posées, de pommades pour le teint, pour les
cheveux, pour les lèvres, de pâtes et d'émulsions, de baumes, de poudres, d'opiats,
d'élixirs, que l'on a publiés. La plupart sont
sans effet; quelques unes de ces préparations
sont dangereuses.

Il est des altérations de la peau auxquelles
on peut remédier ; mais il en est que l'art ne
peut réparer. On ne saurait, par exemple,
effacer les rides de l'âge, et cependant on a
attribué cette propriété à plusieurs cosmétiques ; mais lorsque la peau a seulement perdu
sa souplesse et son brillant par l'action simul-
tanée de l'air et de la lumière, on peut lui
rendre son éclat par quelques lotions douces,
par quelques embrocations onctueuses. On
emploie sans inconvénient les eaux distillées
de roses, de plantin, de frai de grenouille,

de fèves, de fraises, etc., et les pommades de concombre, d'amandes douces, de cacao, de baume de la Mecque, etc. La prudence doit faire rejeter toutes celles dans lesquelles entrent des substances minérales, telles que le plomb, le bismuth, l'arsenic et le mercure. Ces compositions métalliques ont quelquefois la propriété de faire disparaître les boutons et certaines taches de la peau, mais ce n'est jamais qu'en répercutant l'humeur qui les a produites, et en déterminant des métastases funestes. On a vu des personnes affectées de ptyalisme, d'ophtalmie, de phthisie pulmonaire, après avoir fait usage de cosmétiques astringens et repercussifs.

Pour ne laisser sur cette matière aucun doute, nous allons indiquer les meilleures préparations, et celles qu'on ne doit mettre en usage que d'après l'avis du médecin.

Le plus parfait de tous les cosmétiques est l'eau pure d'une fontaine limpide. Elle suffit pour enlever sur l'épiderme les excrétions habituelles de la peau et nettoyer sa surface ; mais si des circonstances particulières ont rendu la peau rugueuse et sèche, si le mauvais air, le défaut d'exercice , les veilles, l'usage du fard , l'abus des plaisirs, les digestions laborieuses, les affections morales, ont altéré le teint, il faut avoir recours à quelques moyens plus efficaces que l'eau pure. Les préparations suivantes réussissent quand la peau est simplement aride et échauffée.

Triturez dix gouttes de baume de la Mecque avec un gros de sucre ; ajoutez-y un jaune d'œuf, mêlez exactement en y versant peu à peu six onces d'eau de rose distillée ; passez cette émulsion balsamique à travers un blanchet. On se frotte le soir le visage avec cette composition, qu'on laisse sécher sans l'essuyer. Le matin on se lave avec de l'eau pure.

Le docteur Geoffroy indique un autre cosmétique qui est fort analogue au précédent. Prenez, dit-il, partie égale d'huile d'amandes douces et de baume de la Mecque ; mêlez-les avec soin dans un mortier de verre; sur trois gros de ce mélange, vous verserez six onces d'alcohol, et vous les laisscrez digérer dans un matras en agitant de temps en temps, jusqu'à ce que vous en ayez extrait une teinture suffisante; séparez la teinture de l'huile, et mettez-en une once dans huit onces d'eau distillée de roses ou de fleurs de fèves, vous aurez un cosmétique laiteux très-agréable. Ce cosmétique diffère peu de celui qu'on appelle *Lait virginal*, et que l'on obtient en versant quelques gouttes de teinture de storax et de benjoin dans de l'eau pure, jusqu'à ce qu'elle soit blanche comme du lait; on s'en sert pour se laver le visage.

Henri III qui alliait à la bravoure du soldat français la coquetterie d'une petite maîtresse, effaçait les taches causées par le hâle, en se faisant un masque avec de la fleur de farine et du blanc d'œuf; il laissait sécher la nuit cette pâte sur son visage, et l'enlevait le matin avec de l'eau de cerfeuil.

Les dames de Copenhague font usage d'une pâte à peu près pareille ; elles délaient dans de la crème fraîche une certaine quantité de farine de haricots et des quatre semences froides en poudre.

Ces deux moyens conviennent après la petite vérole, pour effacer plus promptement les rougeurs qu'ont laissées les boutons. Mathiole recommandait même de les couvrir pendant leur éruption , avec de la crème épaissie par de la terre absorbante. La fraîcheur de la crème empêchait, selon lui , la démangeaison , et la terre absorbante s'unissant au pus , le désséchait et l'empêchait de creuser la peau. Quelques praticiens conseillent , en pareil cas , de couvrir les pustules , lorsqu'elles sont parvenues à un certain point de maturité , avec des linges fins trempés dans une pommade liquide , composée d'huile d'amandes douces et d'emplâtre de Nuremberg camphré.

On peut sans inconvénient employer les

préparations précédentes, mais il est certaines personnes à qui les corps gras ne conviennent pas, et dont la peau s'altère lorsque les pores sont bouchés en partie par une pommade : il faut donc n'en faire usage qu'avec précaution.

Les savons, même celui dit *Ekmelek*, ne sont utiles que pour décrasser la peau quand l'eau ne suffit pas pour la nettoyer ; mais il ne faut pas en faire un usage habituel ; l'excès d'alcali qu'ils contiennent déssèche et finit par gercer la peau.

On vend à Paris plusieurs eaux pour la toilette, qu'il serait imprudent d'adopter sans en connaître la composition. Les unes ne sont que des eaux spiritueuses aromatiques, analogues à l'eau de Cologne, telles sont les eaux de *Ninon*, *d'Ispahan*, etc ; mais les autres sont des solutions mucilagineuses, ou des émulsions qui ordinairement contiennent un peu d'acétate de plomb, ou de muriate suroxidé de mercure, et ce n'est jamais sans danger, je le répète, que ces préparations font disparaître les rougeurs et les affections éruptives de la peau.

Les fards que les femmes mettent sur leur figure, sont de deux espèces, le blanc et le rouge.

Le blanc de fard est ordinairement composé avec de la craie de Briançon et de l'oxide de bismuth. Cette craie, ou mieux cette stéatite réduite en poudre très-fine, adhère à la peau et pénètre dans les pores qu'elle bouche. Elle a donc l'inconvénient de nuire à la transpiration : l'oxide de bismuth a celui de noircir aussitôt qu'il est en contact avec l'hydrogène sulfuré ; et comme l'air en est souvent chargé, presque toutes les femmes qui mettent du blanc finissent par devenir affreuses.

Il est cependant des parfumeurs qui se contentent d'incorporer un peu de blanc de baleine avec de la craie de Briançon ou du talc de Venise et qui s'abstiennent d'y ajouter du blanc de bismuth.

Le rouge est aussi de deux sortes ; l'une est une couleur extraite du carthame ; l'autre est du cinabre ou sulfure de mercure, dit vermillon, réduit en poudre impalpable par la porphyrisation. Chacune de ces couleurs est étendue avec de la craie de Briançon pour lui donner la propriété d'adhérer à la peau. Le cinabre n'est ordinairement employé que pour faire le rouge de théâtre ; il produit quelquefois une salivation très abondante, la perte des dents et une mauvaise haleine. Le rouge dit végétal se prépare de la manière suivante :

On lave parfaitement dans une eau courante une certaine quantité d'étamines de carthame ; on teint du coton avec cette fleur bien lavée et qui a perdu sa couleur jaune ; on enlève ensuite au coton la couleur rouge qu'il a prise en le lessivant avec du carbonate de soude, et l'on précipite cette couleur en saturant le carbonate par le moyen d'un acide végétal tel que celui du citron.

On trouve dans le commerce deux autres espèces de rouge ; savoir, le *vinaigre de rouge*, c'est du carmin suspendu dans du vinaigre à l'aide d'un peu de mucilage ; et le *crépon*, étamine très fine teinte sans mordant, et assez chargée de couleur pour en laisser sur la peau quand on la frotte avec cette étoffe un peu humide.

Les pâtes pour les mains sont des cosmétiques recommandés par la propreté, et qui sont ordinairement composés avec des amandes douces et amères, des fécules, quelquefois du miel, des baumes, des aromates, un peu de savon, des essences.

La pommade pour les lèvres est un cérat coloré par l'orcanette et aromatisé avec l'essence de rose. Lorsque le froid ou la sécheresse causent de légères gerçures aux lèvres, cette pommade leur rend la souplesse qu'elles ont perdue.

Les cosmétiques destinés à l'entretien de la bouche sont : l'esprit de cochléaria, la teinture de gaïac, les élixirs odontalgiques, dans lesquels on fait entrer le girofle, la pyrètre, le romarin, la bergamotte, la muscade et le gaïac ; mais on doit rejeter les liqueurs acides, telles que l'eau antiscorbutique de *Désirabode*, qui n'est que de l'acide sulfurique coloré, dont l'action sur les dents ne peut qu'être funeste. Il faut aussi se méfier de ces prétendus *trésors de la bouche*, dont la composition est cachée, et que l'on annonce avec une emphase suspecte. Les poudres pour les dents ne doivent être employées qu'avec ménagement; les opiats usent moins l'émail, et l'on doit préférer, pour en frotter les dents, une brosse douce, aux racines de luzerne que l'on vend à cet effet.

Lorsque des poils naissent en abondance sur quelques parties du corps où la nature n'a pas l'habitude de les faire croître, on a recours à quelques préparations connues sous le nom de *dépilatoires;* il en est peu de sûres, et presque toutes sont dangereuses.

Nous ne citerons pas ici toutes les poudres

et les pommades destinées à la coiffure, et
dont l'usage a disparu en grande partie depuis
que les hommes portent les cheveux courts ;
mais en général, ceux qui ont conservé la
frisure poudrée attribuent aux graisses fines,
telles que la moelle de bœuf, les graisses
d'ours et d'oie, la propriété de donner aux
cheveux une végétation plus active. Quelques
personnes recommandent une pommade faite
avec l'axonge et les feuilles de noyer.

Il est des couleurs de cheveux qui déplai-
sent et que l'on désire changer pour une
nuance plus foncée. L'art de teindre les cheveux nous vient des Persans, qui mettent un
très grand prix à une chevelure et à une barbe
noires. Ils emploient pour cela plusieurs végétaux qui contiennent du tannin, et quelques
préparations ferrugineuses, où ils associent à
l'indigo un peu de noir d'ivoire ou de liége
brûlé. On fait usage en France de plusieurs
moyens dont quelques uns sont innocens, et
les autres offrent des inconvéniens assez graves. Quelques personnes, après s'être peignées

avec un peigne de plomb, font des lotions sur leurs cheveux avec du vin blanc, dans lequel on a fait infuser des écorces de saule, de noyer, de grenade, de sumac, de fèves, des cônes de cyprès et des grappes de lierre; les autres se graissent la tête avec de l'huile, dans laquelle on fait macérer des feuilles de viorne ou bourdaine blanche; mais il est deux préparations métalliques plus en vogue et qui doivent donner quelque crainte si on les emploie inconsidérément. La première est l'*Eau d'Égypte*, ou solution aqueuse de nitrate d'argent; l'autre est un mélange de sulfure de plomb et de chaux vive que l'on délaye dans un peu d'eau au moment de s'en servir. Ces deux cosmétiques ne doivent être employés que par une main très exercée.

En 1756, Antoine le Camus, médecin de Paris, fit paraître un roman en quatre volumes, intitulé *Abdeker*, ou *l'Art de conserver la beauté*. Cet ouvrage renferme une grande quantité de recettes que les dames ont souvent adoptées à leur détriment. L'auteur, quoique médecin, n'a pas examiné avec assez de soin les effets des préparations qu'il conseille.

On pourrait mettre au rang des cosmétiques les bains partiels et généraux; mais il faut consulter pour cela l'article *Bains* du *Dictionnaire des sciences médicales*, où ce moyen est considéré sous tous ses rapports avec la santé.

FIN DES COSMÉTIQUES.

TABLE.

FIN DE LA TABLE.

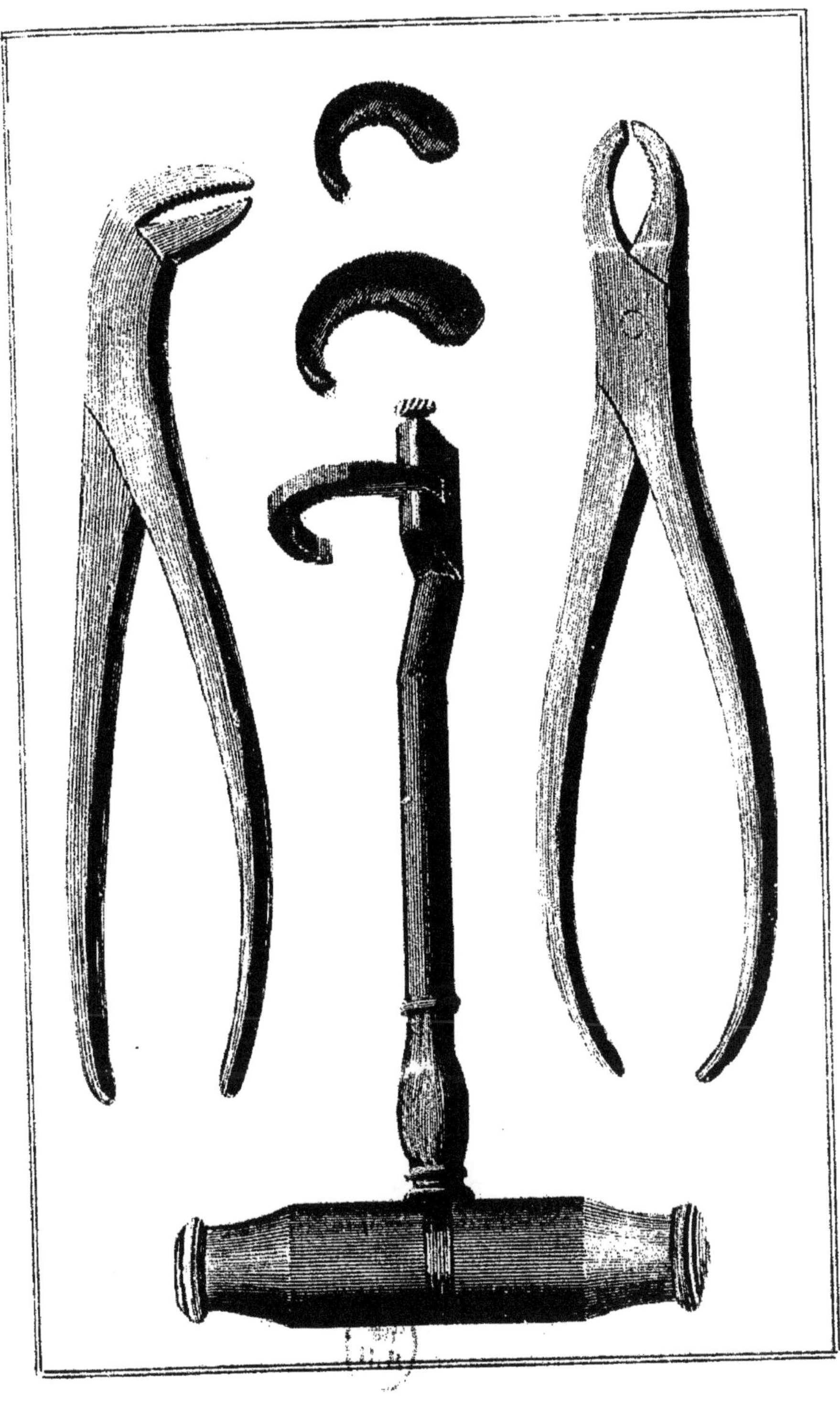

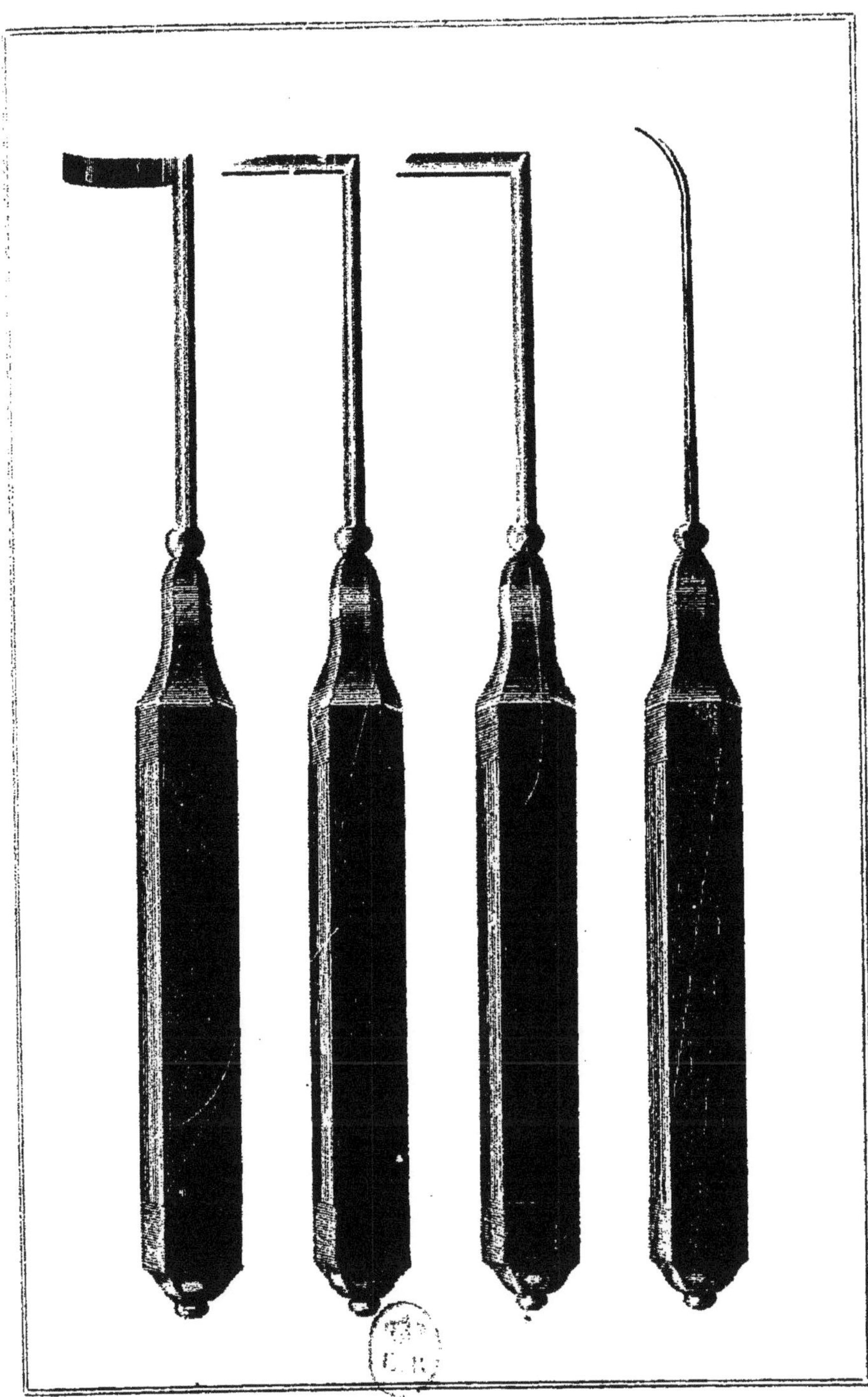

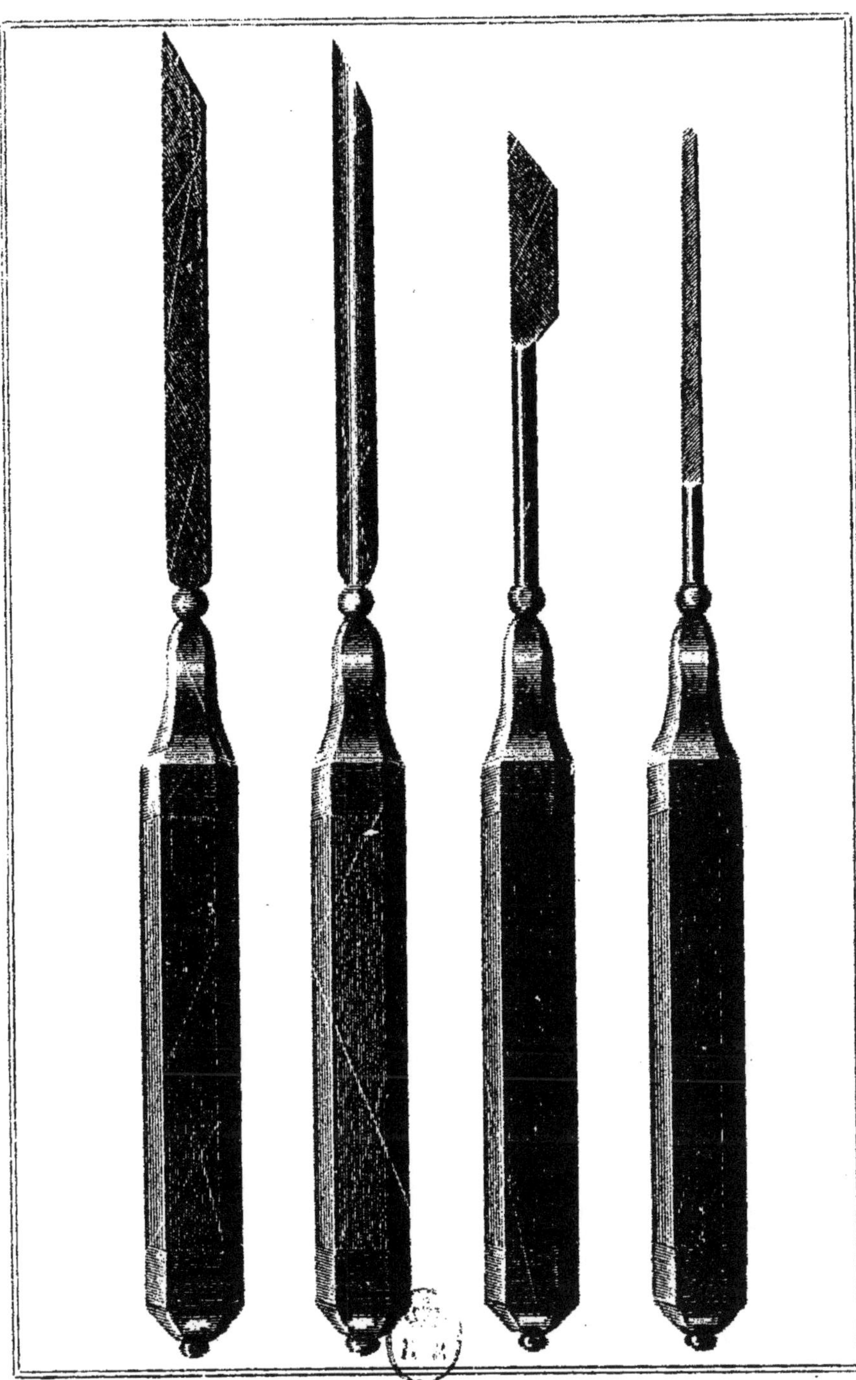

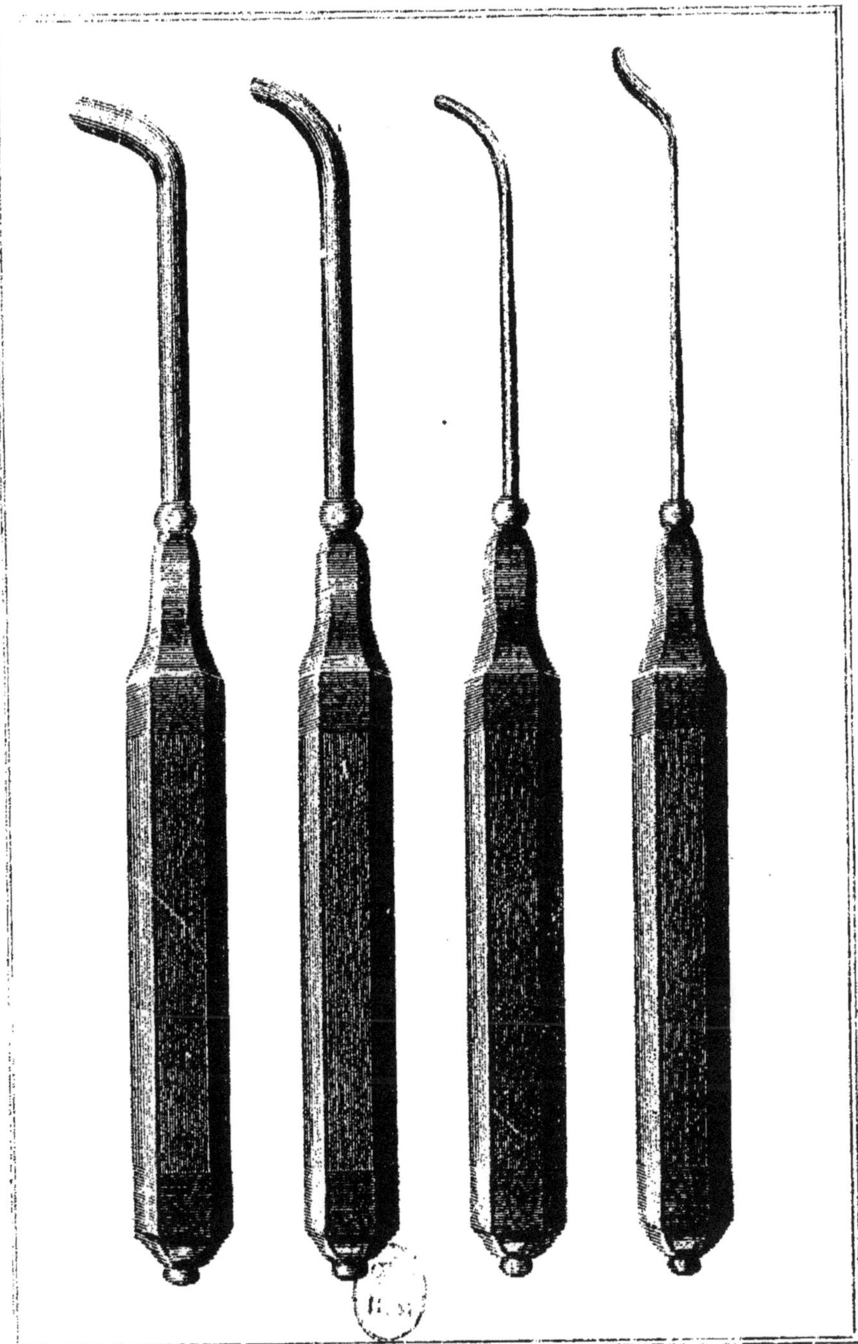